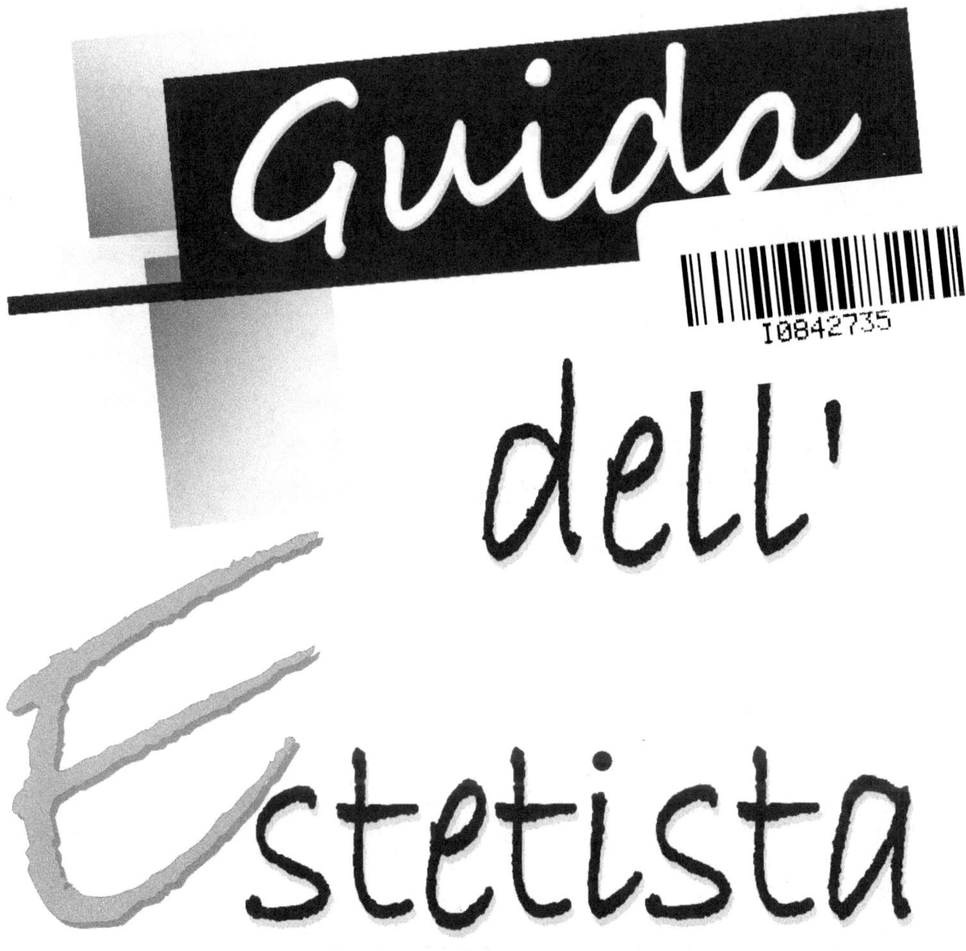
Guida
dell'
Estetista
Introduzione e pratica per
Spa e clinica estetica

DIRITTO D'AUTORE

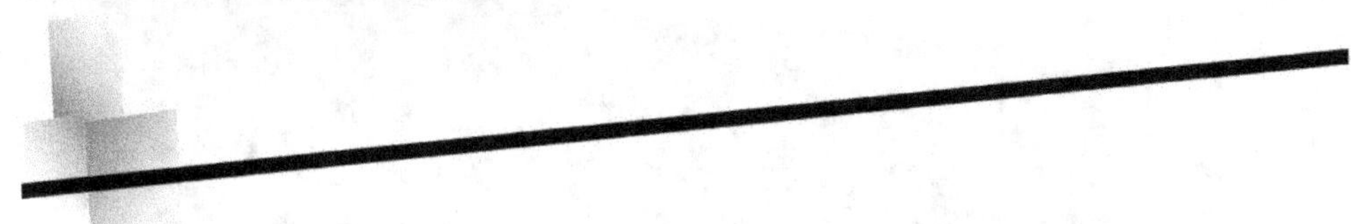

Guida dell'estetista
Sommario

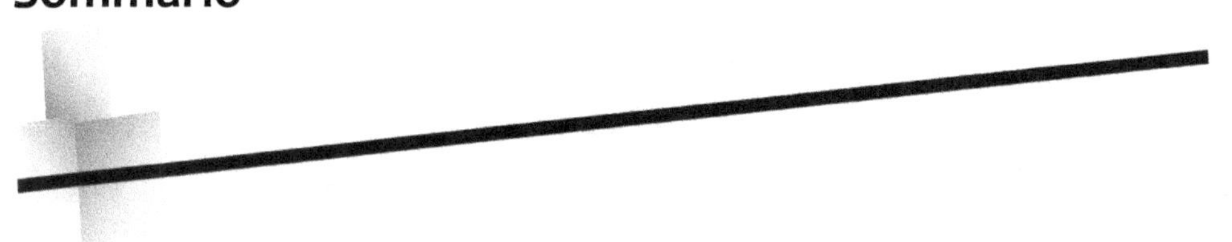

DI DAVID RUIZ

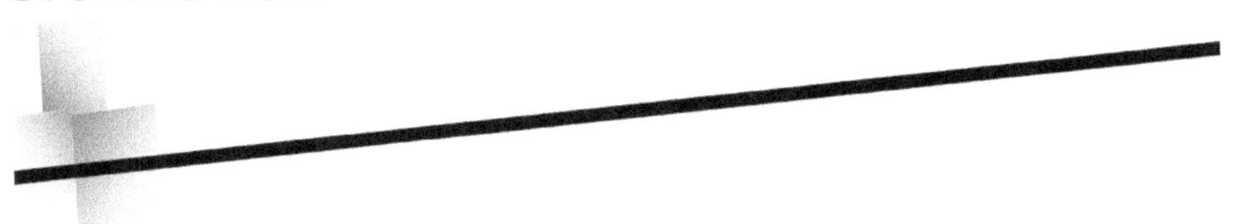

David Isaac Ruiz A. (14 aprile 1981), è un comunicatore, uno scrittore e uno sceneggiatore panamense. È autore della monografia per la laurea di primo livello intitolata "50 anni di televisione educativa: evoluzione e pensamento" dell'Università di Panama, 2003. Pubblicate per la prima volta storie e poesie nel libro collettivo "Count is not game", 2007, lungo con altri nuovi autori laureati del Diploma di creazione letteraria insegnato dallo scrittore Enrique Jaramillo Levi presso l'Università Tecnologica di Panama. Durante la sua vita Ruiz si è anche cimentato nello sviluppo di progetti cinematografici come il film d'animazione "The Silver straniero", che è stato premiato come finalista al Panama Film Lab 2013, e coautore della sceneggiatura adattata per il lungometraggio dell'omonimo romanzo "Mujeres en fuga" dello scrittore panamense Rose Marie Tapia, 2015. La sua conoscenza della scienza dell'alimentazione, che è esposta nell'opera "12 Diets of Fullness", si basa sulle più recenti ricerche e traduzioni compilate da il suo ampio lavoro nel giornalismo medico dal 2009. Un altro dei libri digitali pubblicati con la collaborazione di professionisti dell'estetica è "Estheticians Guide: Introduzione e pratica per Spa e cliniche estetiche" che si concentra su terapie e trattamenti di salute e la bellezza più provata oggi.

Disponibile anche su Amazon.it:

• "12 Diets Plenitude" di David Isaac Ruiz, 2016. Serie completa e in 6 volumi. Pubblicazione di saggistica con un piano di nutrizione empirica, ma basato su ricerche recenti.

Nota: i diritti di distribuzione a livello mondiale di questo libro elettronico sono assegnati esclusivamente ad Amazon Digital Services, Inc. http://www.amazon.com/author/mykindlebooks

Questo lavoro è distribuito rigorosamente per uso personale. In nessun caso può essere riprodotto con qualsiasi mezzo elettronico o stampato o utilizzato nella sua interezza per scopi commerciali, salvo l'uso di alcuni frammenti come riferimento, ma con il preventivo consenso scritto del suo autore.

Email di contatto: escribanoproducciones@gmail.com

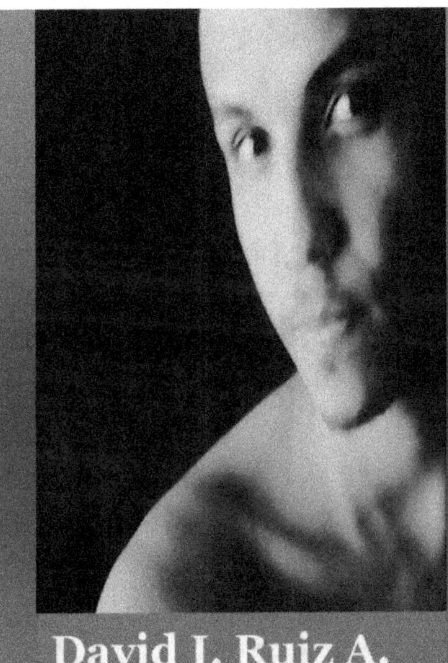

Questo libro elettronico è stato pubblicato per tutte quelle persone che vedono nell'arte dell'estetica del corpo un modo per utilizzare il proprio tempo in modo redditizio. E poiché la figura femminile e la sua autostima sono i fattori più legati alla salute mentale, alla realizzazione personale e alla felicità, ci sono diversi capitoli che illustrano, definiscono e spiegano molti dei concetti e delle procedure necessarie per lavorare all'interno di una clinica estetica, o addirittura gestirlo come un business a sé stante. La bibliografia disponibile su Internet sulle tecniche e i protocolli di bellezza più accettati al momento, è stata aggiornata con questo manuale che non ha lasciato nulla in sospeso perché sono stati inclusi tutti gli argomenti e gli argomenti secondari che completeranno qualsiasi domanda tu abbia e siano correlati. campo così consigliato nei nostri giorni.

A partire dal capitolo uno in cui ci avviciniamo all'origine e alla teoria dell'Estetica dalla Grecia antica e confrontiamola con il ripensamento contemporaneo. Nella seconda intitolata "Spa e cliniche estetiche" definiamo il loro concetto, i loro tipi e sottolineano i benefici salutari che possono essere ottenuti da vari tipi di terapie che combinano le tecniche naturali e millenarie. E vedremo come l'estetica aiuta anche le persone nei casi più gravi in cui i traumi facciali subiscono alcuni incidenti che sfigurano il nostro viso con metodi scientifici più invasivi.

"Facial Therapies" è il titolo del terzo capitolo che descrive i protocolli con i passaggi dettagliati di un massaggio per il disagio del viso e ci mostra il tipo di pelle. Troviamo anche qui una breve introduzione alla cosmetologia. Successivamente, trattiamo ampiamente con nove dei trattamenti per il corpo più utilizzati nelle cliniche da estetiste che ci avvertiranno anche quando sono applicabili ai pazienti ea coloro che sono controindicati. In alcuni di questi capitoli troverete anche esempi di documenti medici per l'archivio del paziente della clinica estetica in quanto dovrebbero essere compilati e archiviati per un servizio eccellente.

L'epilazione specializzata è un altro capitolo di questo argomento che sviluppiamo dalle caratteristiche dei capelli, dai criteri di selezione della tecnica di rimozione dei capelli, dalle classi di tecniche e, naturalmente, dai loro protocolli quando si procede ad applicarli.

Un altro degli argomenti che non abbiamo lasciato fuori da questo libro è l'Anatomia che copre quattro dei sistemi e degli apparecchi per il corpo più direttamente associati ai trattamenti e alle terapie estetiche che sono disponibili per gli studi di bellezza. Il capitolo sette riguarda l'alimentazione che nei suoi nove sottotitoli riproduce il volume 1 del piano di dieta meticoloso "12 diete di pienezza: la piramide della nutrizione" in cui, tra le altre opzioni, è possibile determinare l'indice di massa corporea.

Infine l'ottavo capitolo sapremo come la terminologia del protocollo e dell'etichetta, le loro origini storiche e l'evoluzione ai nostri giorni in cui il postmodernismo introduce regole o regole subcoscienti nei membri della società su come dovremmo essere usare il telefono, tra gli altri Molti consigli sugli stili di abbigliamento per donne e uomini. I costumi dell'etichetta culturale sono anche un altro argomento interessante che abbiamo voluto presentare esaustivamente in questa sezione. L'ultimo capitolo riguarda i professionisti dell'estetica e culmina con i dettagli e le conoscenze che ogni estetista dovrebbe conoscere.

È stato un piacere per me condividere con voi, i miei lettori, i dati più importanti sull'estetica e la bellezza che sono stato in grado di compilare per questo manuale o guida, sebbene non sia esteso, speriamo che non vi dimentichiate e puoi approfittare di questa conoscenza per la tua professione, la tua famiglia e il tuo benessere personale.

L'autore.

CAPITOLO 1

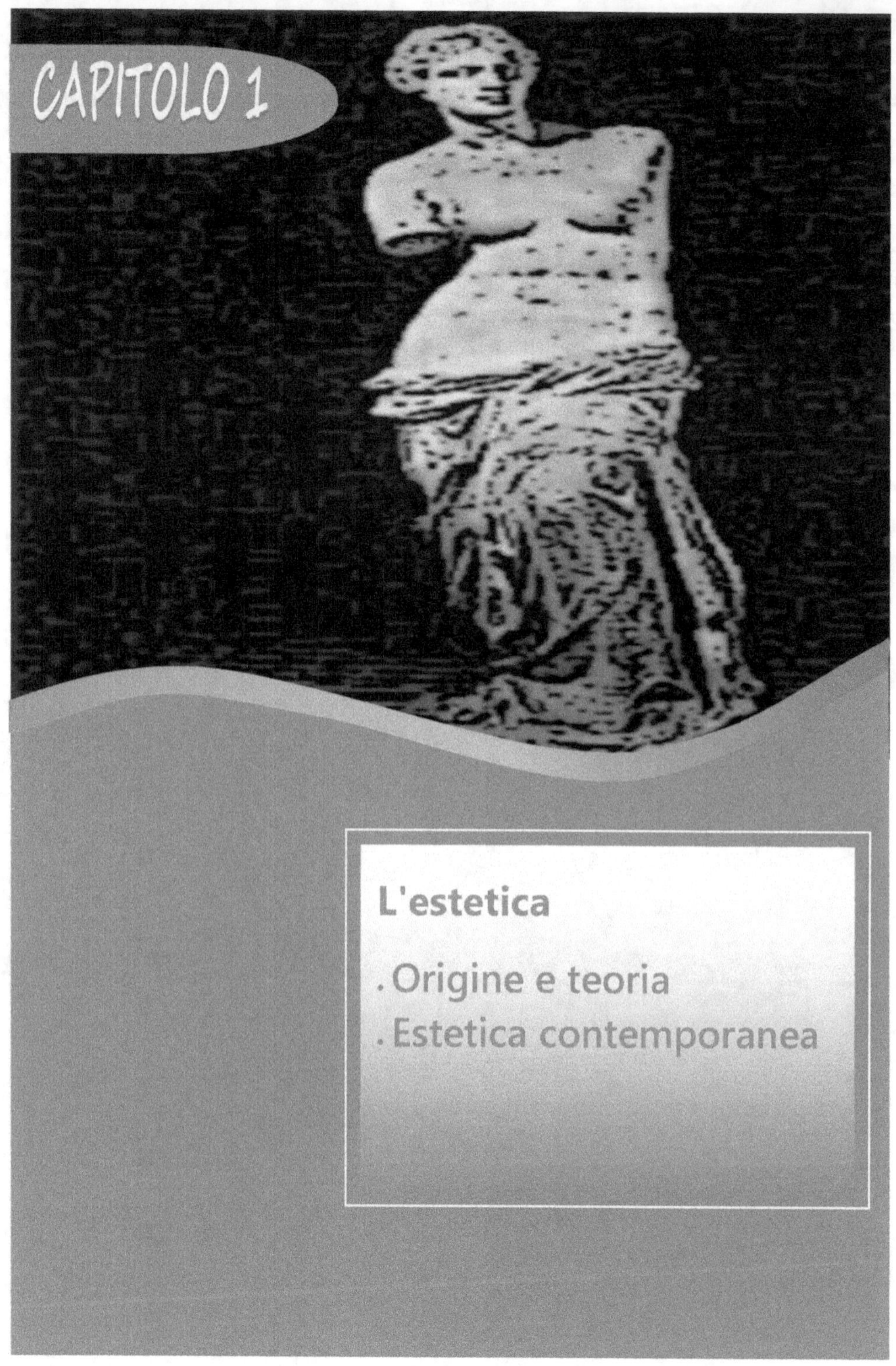

L'estetica

. Origine e teoria
. Estetica contemporanea

La percezione della bellezza e della bruttezza è ciò che comunemente conosciamo come estetica. Questa proprietà diventa un prototipo di bellezza idealistica che si consolida come modello o standard per i professionisti dell'estetica per qualificare l'oggetto stesso, cioè, la persona. Nonostante l'aumento che questa tendenza socio-culturale ha avuto negli ultimi decenni, il termine è stato preso nel 1753 dal filosofo tedesco Alexander Gottlieb Baumgarten, la cui concettualizzazione viene costantemente modificata dalle espressioni degli artisti con le loro espressioni e opinioni.

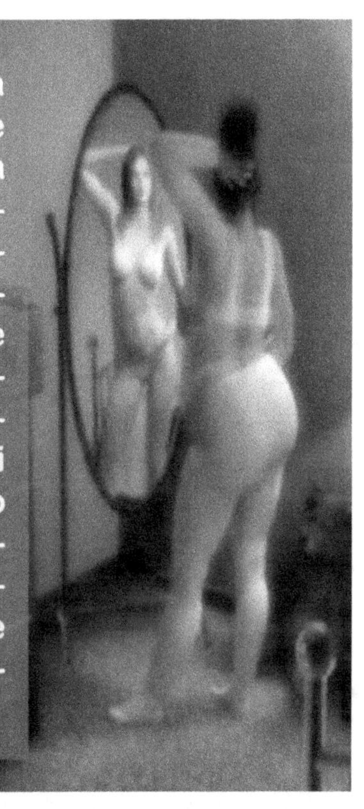

L'estetica traccia diversi livelli di misurazione degli attributi della bellezza umana che spaziano dalla semplicità del bello, al candore del bello e al concetto più alto alla naturalezza del bello. Altri sostengono che la bellezza interiore di una persona può essere valutata dalle qualità positive che una persona pratica davanti ad altre persone che, senza sovradimensionare il fisico come noi regolarmente enfatizziamo, rendono i valori umani come lo standard primario della stima sociale e del riconoscimento pubblico.

Riconosciamo che l'aspetto fisico, il modo di vestire e le maniere del nostro comportamento sono segni di educazione o preparazione accademica, così come lo stato sociale, ma l'attrattiva fisica sorge anche se c'è una differenza tra il bello e il sublime. Da un lato troviamo i fattori intrinseci nella personalità e nell'esperienza di ogni persona come la "Vanità" che è definita come una qualità di presunzione e presunzione per ciò che viene mostrato o dimostrato. Parallelamente, il senso del "gusto personale" è differenziato in ogni individuo o gruppo di influenza, tra l'evoluzione delle mode sociali, possiamo mettere in evidenza che sottoporsi alla giuria dopo aver preparato e istruito noi stessi nelle aree della comunicazione, dei media audiovisivi, della modellizzazione, pubblicità e altri campi simili; Richiede un processo preliminare di adattamento alla critica non cadendo in grazia e sognando un obiettivo per il gusto del gusto.

Un altro aspetto dell'estetica che non dovrebbe disturbarci o inibirci in ogni momento è il senso di appartenenza a una razza, un termine usato per classificare l'umanità in base a caratteristiche fisiche e genetiche. Storicamente, gli antropologi fisici avevano diviso l'umanità, secondo le sue caratteristiche morfologiche, in tre grandi suddivisioni o razze: negroide, mongoloide e caucasica. Alcuni scienziati sono andati oltre aggiungendo l'amerindi e l'oceanico. Come concetto biologico, la razza era più evidente quando le differenze facevano riferimento alle caratteristiche morfologiche, come la pigmentazione della pelle, il colore, la forma e lo spessore dei capelli, la forma del naso o la struttura del corpo. L'aspetto dell'analisi genetica è venuto a confutare questa idea. Prima di questa definizione, la classificazione delle razze dipendeva da una combinazione di fattori geografici, ecologici e morfologici. Tuttavia, il termine razza è controverso a causa delle nozioni di superiorità e inferiorità implicite in esso. Il concetto di razza non è particolarmente utile dal punto di vista biologico o sociologico, poiché tutte le razze appartengono ad un'unica specie biologica, l'Homo sapiens, e mostrano solo piccole variazioni genetiche. La cultura è un fattore molto più importante nel determinare il comportamento e lo stile di vita dei diversi gruppi umani. La razza costituì la giustificazione per stabilire lo stato di schiavitù, la persecuzione delle minoranze e altri gruppi sociali, come quella del popolo ebraico durante la Germania nazista, o il sistema di apartheid in Sud Africa.

La medicina e la psicologia dell'arte, sebbene siano discipline indipendenti, sono legate all'estetica. La psicologia dell'arte è legata a elementi di questa disciplina come le risposte umane al colore, al suono, alla linea, alla forma e alle parole, e ai modi in cui le emozioni condizionano tali risposte. In medicina, gli interventi chirurgici sono il trattamento di una malattia o la correzione di una deformità o di un difetto, mediante procedure manuali o operative, con o senza l'uso di farmaci. Questo ramo della medicina è suddiviso secondo la natura della procedura utilizzata in:

chirurgia generale, che tratta tutti i tipi di lesioni; chirurgia ortopedica (del sistema locomotore) che è responsabile della correzione delle deformità; chirurgia plastica, che cerca di ricostruire i tessuti e riparare la loro perdita, soprattutto mediante trasferimento di tessuto. La chirurgia è inoltre suddivisa in base alla regione interessata: neurochirurgia (sistema nervoso centrale e midollo spinale); Chirurgia ORL (orecchio, naso, gola); chirurgia cardiaca (cuore); chirurgia vascolare (sistemi arteriosi, venosi e linfatici); chirurgia toracica (torace e polmoni); chirurgia digestiva (organi addominali e pelvici); chirurgia urologica (reni, apparato escretore e genitali) e chirurgia ginecologica (sistema riproduttivo femminile).

Origine e teoria

Come molti dei rami filosofici, l'estetica è nata in Grecia insieme alla filosofia. In questa evoluzione, tra le leggende delle varie divinità greche sono incarnati i valori di bruttezza e la bellezza maschile e femminile troviamo alcuni dei miti più rivelatori dei sentimenti umani. Per la personificazione della bellezza femminile è indicato per Afrodite, dea dell'amore e della bellezza, equivalente alla Venere romana. Nell'Iliade di Omero appare come la figlia di Zeus e Dione, una delle sue consorti, ma nelle leggende successive è descritta che germoglia dalla schiuma del mare e il suo nome può essere tradotto come "nato di schiuma". Nella leggenda omerica, Afrodite è la moglie di Efesto, il brutto e zoppo dio del fuoco. Tra i suoi amanti c'è Ares, dio della guerra, che nella mitologia successiva appare come suo marito. Era la rivale di Persefone, la regina degli inferi, con la quale combatteva per l'amore del giovane e bellissimo greco Adone. Mentre la bella giovane Adone, amata dalle divinità Afrodite e Persefone, è la personificazione maschile. Nato dall'unione incestuosa del re Cinira di Cipro e sua figlia, Adone fu posto sotto la custodia di Persefone, la regina degli inferi. Quando Adone morì attaccato da un cinghiale che cacciava, Afrodite implorò il dio Zeus di restituirglielo. Zeus decretò che Adonis avrebbe trascorso i mesi invernali con Persefone nell'Ade e nei mesi estivi con Afrodite. La storia della sua morte e resurrezione è un simbolo del ciclo naturale di morte e rinascita. L'incarnazione pagana della bruttezza è Pan, che nella mitologia greca è il dio delle foreste, dei campi e della fertilità, figlio di Ermes, messaggero degli dei e di una ninfa. In parte animale, con le corna, le zampe e le orecchie di una capra, era una divinità robusta, dio dei pastori e dei pastori. Magnifico musicista, con il suo flauto di canna o pipa accompagnava le ninfe della foresta mentre ballavano. I suoi posti preferiti erano montagne, caverne e paesaggi aspri, ma il suo preferito era Arcadia, dove era nato. Inventò questo flauto quando inseguiva la ninfa Siringa e la chiudeva in un letto di canne in modo che non potesse sfuggirle; Pan, quindi, ha preso canne di diversa lunghezza e ha giocato con loro. Il dio lodava sempre le ninfe che suonavano lo strumento, ma tutte lo rifiutavano a causa della sua bruttezza. Si presume che la parola panico derivi dalla paura provata dai viaggiatori quando hanno sentito il suono del loro flauto nella solitudine della notte.

Riguardo alla prima teoria estetica di un certo scopo è stata formulata da Platone, che ha considerato che la realtà è composta da forme che sono oltre i limiti della sensazione umana e che sono i modelli di tutte le cose che esistono per l'esperienza umana. Gli oggetti che gli esseri umani possono sperimentare sono esempi o imitazioni di quelle forme. Il lavoro del filosofo, quindi, consiste nel comprendere dall'oggetto vissuto o percepito, la realtà che imita, mentre l'artista copia l'oggetto vissuto o lo usa come modello per il suo lavoro. Pertanto, il lavoro dell'artista è un'imitazione di ciò che è di per sé un'imitazione. Nel suo dialogo Il banchetto indicava la differenza tra contemplare l'apparenza della bellezza e raggiungere l'idea stessa della bellezza. Il pensiero platonico aveva una marcata tendenza ascetica. In un altro dei suoi più famosi dialoghi, "La Repubblica", andò anche oltre ripudiando alcuni tipi di artisti dalla sua società ideale perché pensava che con le sue opere stimolavano l'immoralità o rappresentavano personaggi spregevoli, e che certe composizioni musicali causavano pigrizia e incitamento individui per eseguire azioni che non erano soggette a nessuna nozione di misurazione.

Si potrebbe imitare "le cose come dovrebbero essere", ha scritto, aggiungendo che "l'arte completa in una certa misura ciò che la natura non può portare a termine". Aristotele parlava anche di arte come imitazione, ma non in senso platonico. L'artista separa la forma della materia da alcuni oggetti dell'esperienza, come il corpo umano o un albero, e impone la forma su altra materia, come una tela o un marmo. Pertanto, l'imitazione non consiste solo nel copiare un modello originale, ma nel concepire un simbolo dell'originale; piuttosto, si tratta della rappresentazione concreta di un aspetto di una cosa, e ogni opera è un'imitazione di un tutto universale.

Il modo di amministrazione era considerato un'arte quando citava Aristotele e Platone, l'estetica era inseparabile dalla moralità e dalla politica. Il primo, quando si occupava di musica nella sua politica, sosteneva che l'arte influisce sul carattere umano e, quindi, sull'ordine sociale. Poiché Aristotele sosteneva che la felicità è il destino della vita, credeva che la principale funzione dell'arte fosse quella di fornire soddisfazione agli uomini. Nel suo grande lavoro sui principi della creazione artistica, la poetica, la ragione

Nel suo grande lavoro sui principi della creazione artistica, Poetic, ha pensato che la tragedia stimolasse le emozioni di compassione e paura, che considerava pessimiste e folli, al punto che alla fine della performance lo spettatore si purifica di tutto questo. Questa catarsi rende il pubblico più sano a livello psicologico e, quindi, più capace di raggiungere la felicità. Dal diciassettesimo secolo, il dramma neoclassico fu pesantemente influenzato dalla poetica aristotelica. Le opere dei drammaturghi francesi Jean Baptiste Racine, Pierre Corneille e Molière, in particolare, hanno abbracciato i principi guida della dottrina delle tre unità: tempo, luogo e azione. Questo concetto ha dominato le teorie letterarie fino al 19° secolo.

Infine, una situazione moderna sarebbe quella della provocazione del complimento o dell'adulazione che viene offerta quando si vede qualcuno dell'altro sesso. Come dire L'esperienza estetica è molto vicina all'esperienza mistica, perché genera un abbandono terreno mentre contempla l'oggetto estetico. Durante il Medioevo, l'arte era al servizio dell'espressione religiosa e i suoi principi estetici erano basati, in modo primordiale, sul neoplatonismo. In tutto il Rinascimento, nel XV e XVI secolo, l'arte sperimentò un processo di secolarizzazione e l'estetica classica comprendeva più campi rispetto ai puramente religiosi. Sebbene collegato al neoplatonismo, il filosofo del III secolo Plotino diede più importanza all'arte di Platone stesso. Nella sua tesi affermava che l'arte rivelava la forma di un oggetto con maggiore chiarezza rispetto alla normale esperienza e porta l'anima alla contemplazione dell'universale. Secondo Plotino, i momenti più alti della vita sono stati mistici, con i quali implicava che l'anima fosse unita, nel mondo delle forme, al divino, che egli concettualizzava come "l'Uno".

Estetica contemporanea

La modernità ci ha portato i contributi di quattro filosofi di fine Ottocento e inizio Novecento con i rispettivi pensieri delle principali influenze estetiche contemporanee.

In Francia, Henri Bergson definì la scienza come l'uso dell'intelligenza per creare un sistema di simboli che descriva la realtà anche se la falsifica nel mondo reale. L'arte, tuttavia, si basa su intuizioni, che sono un'apprensione diretta della realtà che non interferisce con il pensiero. Così, l'arte trova la sua strada attraverso simboli convenzionali e credenze sull'uomo, sulla vita e sulla società e confronta l'individuo con la realtà stessa.

Anche in Italia, il filosofo e storico Benedetto Croce ha esaltato l'intuizione, perché la considerava la consapevolezza immediata di un oggetto che in qualche modo rappresenta la forma di quell'oggetto, cioè l'apprensione delle cose invece di ciò che si riflette da loro . Le opere d'arte sono l'espressione, in forma materiale, di tali intuizioni; la bellezza e la bruttezza, tuttavia, non sono tratti di opere d'arte, ma qualità dello spirito espresse intuitivamente in quella stessa opera d'arte.

Il filosofo di origine spagnola Jorge Ruiz de Santayana ragionava sul fatto che quando si prova piacere in una cosa, il piacere può essere considerato una qualità della cosa in sé, piuttosto che una sua risposta soggettiva. Non si può caratterizzare alcun atto umano come qualcosa di buono in sé, o definirlo buono solo perché è approvato socialmente, né si può dire che qualche oggetto sia bello, perché il suo colore o la sua forma lo chiamano bello. Nel suo saggio, The Sense of Beauty (1896), propose nuovi argomenti per una considerazione radicata del fenomeno estetico.

Il pedagogo e filosofo americano John Dewey considerava l'esperienza umana come discontinua, frammentaria, piena di principi senza conclusioni, o come esperienze manipolate con chiarezza come mezzi destinati a raggiungere fini concreti. Quelle esperienze eccezionali, che fluiscono dalle loro origini al loro compimento, sono estetiche. L'esperienza estetica è un piacere per il proprio interesse, è completa e indipendente ed è definitiva, non si limita a essere strumentale o ad adempiere a uno scopo specifico.

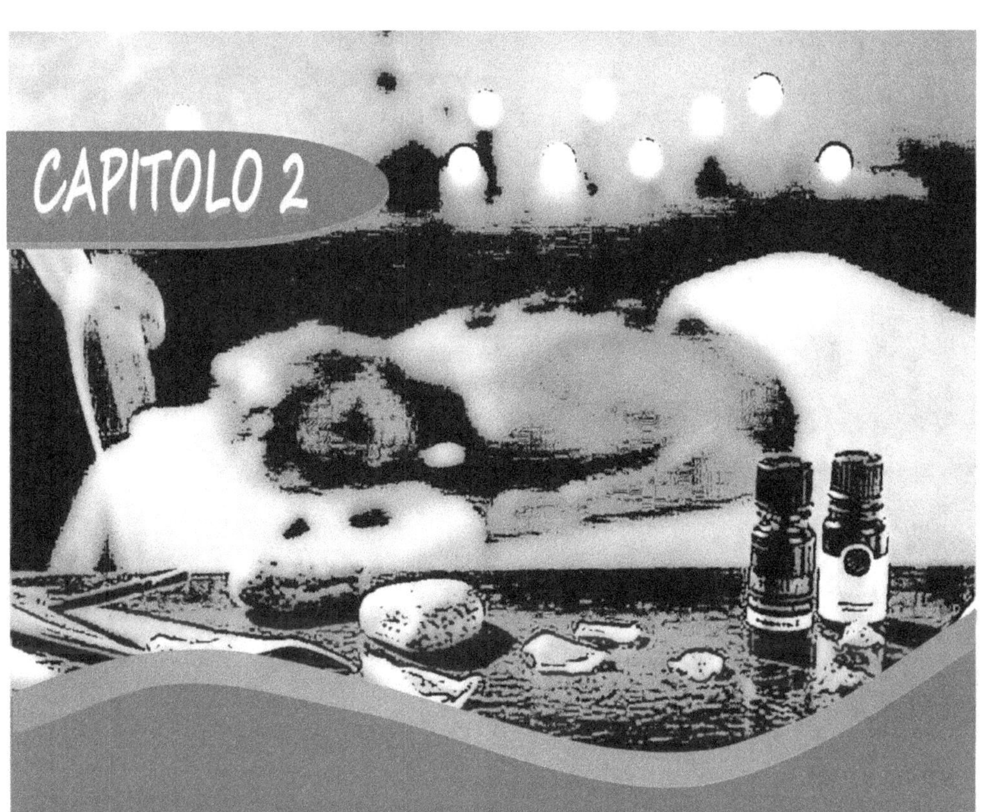

Spa e cliniche estetiche

- Definizione e benefici
- Tipi di Spa
- Tipi di massaggi e terapie

- Cliniche estetiche
- Interventi di chirurgia plastica
- Tipi e tecniche di innesti.

L'origine del termine "Spa" si riferisce alle tecniche di idroterapia, cioè l'uso dell'acqua nel trattamento delle malattie attraverso terapie esogene. L'idroterapia è stata utilizzata dai medici dell'antica Grecia. Il tedesco Vincens Priessnitz ha reso popolare l'uso delle terme in Germania e in altre zone d'Europa, dove è ancora popolare. In contrasto, il concetto di clinica è un ospedale specializzato in cure con un team di medici e infermieri nell'area chirurgica, con interventi estetici di ogni genere; per coloro che richiedono la correzione di difetti fisici.

I bagni più primitivi delle antiche culture erano solo dipendenze delle palestre e avevano acqua fredda, ma alla fine del V secolo aC. iniziarono a diventare complessi indipendenti, situati in tutta la metropoli. Le vestigia di rovine di questo tipo che sono state trovate esclusivamente bagni dei membri maschi del governo sono quelle della città di Mohenjo-Daro in India, la cui data è anteriore al 2000 aC, a Creta, un'isola dell'arcipelago greco costruita intorno al 1700- 1400 aC e nella città reale in Egitto

Racconta el-Amarna, costruita intorno al 1350 aC C'erano piccole versioni di queste stesse strutture per le donne.

A Roma, in Italia, si conservò il Bagno di Diocleziano che al momento divenne la Chiesa di Santa Maria degli Angeli, era il luogo dove l'acqua veniva portata dalle sorgenti lontane per mezzo di acquedotti. Per riscaldare l'interno di tutte le stanze, è stata utilizzata una serie di condotti con acqua calda, posizionati sotto i pavimenti ricoperti di mosaici decorativi. La disposizione architettonica della Therma di Diocleziano è simile a quella degli altri che sono conservati in tutto l'Impero Romano. Attorno a un patio centrale chiamato palestra, dove è possibile praticare l'esercizio, è possibile trovare l'apodyterium o il guardaroba; il caldarium o sala alveus o piscina di acqua calda, seguita dal laconicum o bagno di vapore, e il frigidarium o piscina fredda.

La pratica salutare di "detox" o disintossicazione continua ad essere alla moda al momento. Fare una dieta che rimuove gli eccessi dal corpo, purificarci dalle impurità e ripristinare così la nostra salute. È ottenuto attraverso varie tecniche come il brodo vegetale, con succhi naturali e frullati semi-spessi, i cuscinetti per l'industria manifatturiera, il tè e la disintossicazione più intensi con lunghi soggiorni in cui sono isolati nelle cliniche o nelle spa. la città nel bel mezzo di un clima privo di smoking che promette di ripristinare la salute perduta.

A volte il suo risultato non risale a prima vista, ma comporta molte sessioni per un periodo di tempo per riconoscerle. La ricerca dei prodotti con tecniche esotiche converte ogni trattamento in una cerimonia di rilassamento, per uno o per una coppia è una delizia. Oggi possiamo trovare Sap my Blend di Clarins, ospitato nel Ritz Carlton Hotel di Toronto, che offre il modo migliore per connettersi con il trattamento fluttuante tra le nuvole, progettato per tentare i sensi. La fuga romantica dalla Hela Spa di Città del Messico, include impacchi di champagne e l'Amala Bulgari, Milano offre un'esperienza unica.

Spa: Definizione e benefici

È la salute attraverso l'acqua, al giorno d'oggi l'uso della parola "spa" è legato alle strutture per il tempo libero e la salute, dove le terapie sono principalmente utilizzate con acqua, piscina, idromassaggio, idromassaggi e saune, in medicina sono chiamate terme, anche massaggi e trattamenti di tradizione o patrimonio culturale sono offerti in base a ciascuna regione del pianeta.

Tra i benefici della spa citiamo:

1. Miglioramento fisico: si ottiene il miglioramento fisico del dolore muscolare e alcuni problemi ossei come l'artrite.

2. Miglioramento psichico: riduzione dello stress, basato sul rilassamento che si ottiene.

3. Miglioramento estetico: il rilassamento e la sensazione di benessere e tranquillità si riflettono nel nostro aspetto, attraverso i diversi trattamenti di bellezza che possono essere eseguiti.

Tipi di Spa

Ci sono cinque tipi di stazioni termali che sono classificati in base ai tipi di trattamenti che offrono.

1. Urban Spa o Spa del giorno: questi sono quelli che vengono solitamente utilizzati come un rapido rilassamento e un trattamento anti-stress.

2. Spa Hotel: è il servizio principale di un hotel per il soggiorno dei suoi ospiti e offre trattamenti a lungo termine.

3. Centro benessere: sono orientati al benessere per migliorare la salute dei clienti attraverso le abitudini alimentari e le routine di esercizio in palestra.

4. Spa olistica: offre trattamenti per il corpo e la mente per trovare la pace interiore.

5. Medical Spa: sono Spa specializzate in trattamenti medici dei loro pazienti al fine di integrare l'offerta di salute e benessere, a cui sono state aggiunte altre tecniche. Nelle vasche idromassaggio, di solito hanno un sistema di illuminazione chiamato cromoterapia e alcuni incorporano un sistema di induzione di fragranza per fornire aromaterapia nell'acqua.

Tipi di massaggi e terapie

Tra le forme di terapie più antiche conosciute dall'uomo vi sono il massaggio e la somatoterapia. Le sue origini sono in Oriente, ma oggi è ampiamente utilizzato in Occidente. Il massaggio orientale è progettato per alleviare stanchezza, pesantezza, spalle rigide e mal di testa. Si tratta di nervi, articolazioni, muscoli e sistema endocrino.

Tra i benefici più importanti delle manovre di massaggio vi sono numerosi effetti come l'attivazione di importanti reazioni fisiche e biochimiche. Stimola il metabolismo con riattivazione, tonificazione generale della pelle. La formazione di cheratina è stimolata con questi grazie all'attenzione delle condizioni nutrizionali e all'eliminazione dei rifiuti cellulari. Promuove anche una migliore stimolazione e ossigenazione dei tessuti.

Le manovre massaggianti più appropriate sono le seguenti:

• Euflorage: è il percorso del corpo, costituito da movimenti lenti e frizioni leggere fatte con i palmi delle mani, semi-flessibili secondo la parte da massaggiare. Il contatto deve essere sentito con tutto il palmo della mano dell'estetista.

• Attrito: consiste nel far passare la mano aperta con le dita insieme. Sulla superficie per lavorare facciamo una forte pressione, con energia per produrre colore nella zona. Gli attriti possono essere fatti in diverse direzioni.

• Impastare: è applicabile alle regioni di massa muscolare, mira a stringere i tessuti profondi. Questa manovra favorisce l'irrorazione sanguigna, migliora la protezione venosa liberando così i muscoli dalle tensioni profonde.

• Percussioni: è un movimento più stimolante che consiste in una serie di tratti ripetuti, ritmici o più lenti che producono una stimolazione immensa che accelera la loro vitalità, mentre la loro circolazione aumenta la velocità della corrente venosa.

• Vibrazione: viene praticata con la punta delle dita con i palmi delle mani, la pelle riceve uno scuotimento rapido e continuo che tonifica le loro condizioni generali.

• Pressione: viene eseguita con la punta delle dita nei diversi punti da trattare. Provoca una migliore circolazione del sangue sulla fibra muscolare.

• Pizzicare: consiste nel pizzicare la pelle, prendiamo la pelle tra il pollice e le altre dita. Di solito è fatto sul retro della schiena e delle gambe.

• Rotazione: vengono applicate con entrambe le mani facendo un movimento della massa muscolare, sull'asse della cavità, sono movimenti sciolti e naturali sulle circolazioni corporee.

• Knukling: la manipolazione avviene con il pollice e le nocche delle 4 dita, flette ogni nocca. Rende un piccolo cerchio, lavora in profondità e il suo scopo è di rilassare i muscoli aiuta anche la rimozione del tessuto adiposo, come la cellulite.

• Clic: è fatto con le punte delle dita leggermente curve e rapidamente, un dito dopo l'altro. È una manovra ampiamente utilizzata nel trattamento del viso.

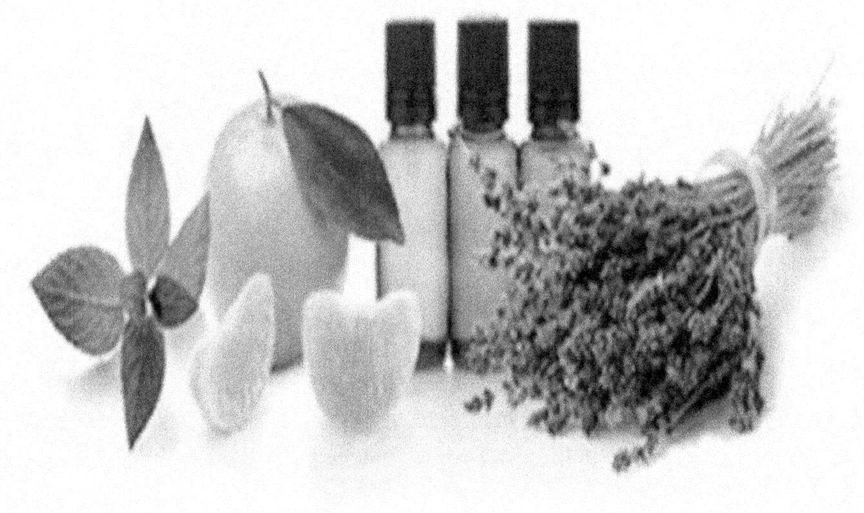

L'aromaterapia, nella medicina alternativa, è l'uso terapeutico degli oli essenziali estratti dalle piante. Gli oli essenziali forniscono alle piante la loro fragranza e i loro effetti curativi sul corpo e sulla mente sono noti fin dall'antichità.

Gli antichi egizi li usavano nei cosmetici e nelle medicine. Li hanno anche usati per purificare l'aria e come conservanti nella mummificazione. Le piante aromatiche venivano utilizzate anche per scopi medicinali nell'antica Grecia, a Roma, in Cina, in India e in tutta Europa, fino alla loro sostituzione con droghe sintetiche alla fine del XIX secolo. L'aromaterapia moderna, insieme al termine stesso, è emersa negli anni '30, dal lavoro del chimico francese René-Maurice Gattefossé sugli effetti antimicrobici degli oli essenziali.

• Olio di menta: è analgesico. È usato per calmare il respiro e come aiuto digestivo.

• Olio di lavanda: un aroma inconfondibile con proprietà terapeutiche, viene utilizzato per le sue proprietà lenitive e rilassanti.

• Olio di gelsomino: può essere sedativo.

• Olio di rosmarino: ha la capacità di stimolare il sistema nervoso.

• Olio di timo: ha proprietà battericide.

• Oli ESI: sono composti organici naturali non prodotti dall'acqua, sebbene siano solubili. Contengono liquidi grassi o acidi come quelli presenti negli oli animali e vegetali. Gli olii variano di colore dal cristallino al blu intenso.

• Olio di terra: il succo di limone viene spremuto dalla pelle per preservare la sua natura delicata, le sue potenti proprietà sono ad uso topico. I suoi poteri aromatici e purificanti sono noti.

• Respirare: contiene foglie di alloro, menta piperita, eucalipto, limone e corvo Sara. È medicinale per l'apparato respiratorio può essere applicato su petto, schiena e piedi. Il suo aroma è rilassante e consente un sonno tranquillo.

• Deep Blue: contiene canfora, menta verde, camomilla blu, verde invernale, fiocchi blu e osmanto. Lavorano insieme per lenire il dolore delle articolazioni e dei muscoli indolenziti, i loro effetti sono profondi e penetranti e i loro risultati sono immediati.

• Oli da bere: è per aiutare a gestire l'appetito tra i pasti. Slim and Sassy contiene pompelmo, limone, menta, zenzero e cannella. Prendi 8 gocce in 16 once di acqua, prendi per lenire la fame, l'umorismo. Non contiene zucchero o caffeina e né cose artificiali ed è terapeutico al 100%.

Gli oli essenziali che sono più spesso utilizzati in aromaterapia sono lavanda, adatto per mal di testa, stress e insonnia e come primo soccorso in tagli, ustioni e punture di insetti; quello di eucalipto, usato per il raffreddore e la tosse; e menta, che è usato come stimolante e per combattere nausea e vertigini. Sono applicati per mezzo di massaggi, bagni, impacchi o inalazione. Poiché sono molto concentrati, ad esempio, sono necessari 900 kg di rose per produrre 1 kg di olio di rose, sono diluiti in olio vegetale per massaggi e in acqua per bagni e inalazioni. Alcuni possono essere somministrati internamente, ma con grande cautela e supervisione professionale, in quanto possono essere velenosi se ingeriti in modo inappropriato.

Gli oli essenziali sono chimicamente complessi - un olio può contenere tra 50 e 500 diverse sostanze chimiche - e possiedono un gran numero di proprietà medicinali. Possono dilatare o restringere i vasi sanguigni, servire come sedativi o stimolanti e agire sulle ghiandole surrenali, sulle ovaie, sulla tiroide o nel processo di digestione. L'aromaterapia è considerata particolarmente utile nel trattamento di problemi della pelle, come ferite e ustioni; problemi respiratori, come raffreddori, tosse e sinusite; dolori muscolari, artrite, reumatismi, mal di testa ed emicrania; e stati legati allo stress, come l'insonnia, l'ansia e la depressione.

Se utilizzati in massaggi e bagni, vengono assorbiti dalla pelle e penetrano nel flusso sanguigno. Quando vengono inalate, le molecole di olio stimolano i recettori olfattivi del cervello, che a loro volta provocano una risposta in aree del cervello che regolano il ritmo cardiaco, la pressione sanguigna, la respirazione, la memoria, i livelli di stress e l'equilibrio ormonale.

I sostenitori dell'aromaterapia credono che gli oli essenziali possano avere un effetto importante sul corpo e sulla mente. L'arte e la scienza dell'aromaterapia è determinare quale olio o combinazione di oli sia più appropriata nel trattamento di uno stato e di una persona specifica.

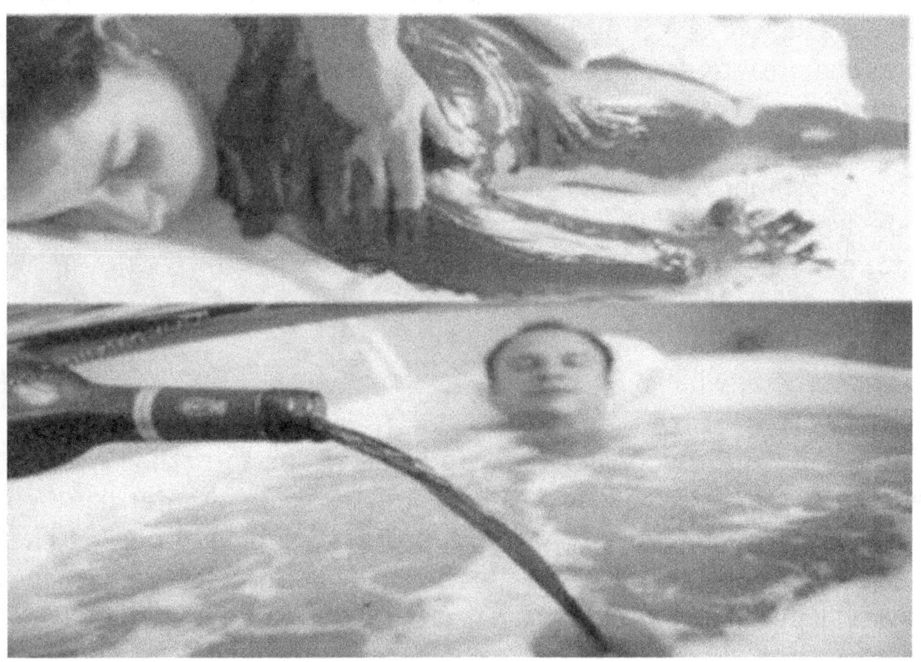

Cos'è la chocoterapia?

L'uso del cacao per scopi estetici è ottenuto attraverso l'applicazione diretta e superficiale di questo delizioso cibo sulla pelle. Il cioccolato ha proprietà antiossidanti, sia per via orale che cutanea. Consiste in un "peeling" del corpo dopo il quale viene effettuato un massaggio, lavorato con cioccolata calda. Il risultato è una pelle molto tonica, rilassata e idratata. È una terapia defatigante ed energizzante. Oltre al suo uso esterno e al suo sapore, il suo aroma ha proprietà stimolanti che stimolano il buon umore. Il cacao, a causa del suo alto contenuto di antiossidanti, attacca i radicali liberi e l'ossigenazione cellulare. Poiché i polifenoli sono ricchi, riduce l'infiammazione dei vasi sanguigni e migliora la circolazione. I suoi semi sono ricchi di esantema e teobromina che sono ossigenatori di tessuti, svolgono un ruolo chiave nella lotta contro i segni dell'invecchiamento, stimolano il derma e abbatte l'energia termica.

Benefici della chocoterapia

I nuovi massaggi e bagni di cioccolato idratano la pelle e combattono la cellulite. Termina anche con la tensione, la mancanza di vitalità, l'affaticamento e tutti i sintomi dello stress. Recentemente i ricercatori hanno scoperto che il cioccolato è un potente elemento per preservare la bellezza, grazie alle sue proprietà snellenti, disintossicanti e rassodanti. Migliora l'umorismo grazie alla produzione di endorfine, ormoni che promuovono il nostro senso di benessere e felicità.

Questi ormoni sono generati ogni volta che una persona è allegra, quando svolgono attività che danno piacere o quando trovano soddisfazione nelle piccole attività quotidiane.

Uso di Chocotherapy

Con l'aiuto di un pennello, il corpo viene ricoperto da una miscela contenente cacao, caffeina e vari tipi di oli essenziali che potenziano gli effetti riducenti, stimolanti e drenanti. Il processo di questo peeling che viene effettuato con un massaggio speciale in cui la cioccolata calda viene sfregata sulla pelle, si traduce in una pelle tonica, idratata e rilassata.

Cos'è la vinoterapia?

È una tecnica o trattamento totalmente naturale e salutare da cui vengono utilizzate le uve, sia il frutto stesso con i suoi semi, sia attraverso getti di vino. La vinoterapia viene solitamente utilizzata per pulire e purificare la pelle, grazie all'esternamente il vino aiuta a stimolare la circolazione.

Uso della vinoterapia

Nella terapia l'esfoliazione con il vino avviene in tutto il corpo. Questa esfoliazione viene eseguita dai piedi alla testa su entrambi i lati, dopo aver riposato per un po 'l'esfoliazione. Il paziente andrà alla vasca, un bicchiere di vino sarà aggiunto, e lì il paziente si rilasserà. E poi la terapia è terminata con un massaggio rilassante molto profondo.

Benefici della vinoterapia

Questo trattamento di bellezza ha la capacità, tra gli altri, di tonificare il seno, riaffermare i glutei e l'addome, ringiovanire i muscoli e la pelle. Serve anche per il relax attraverso massaggi con la polpa di uva, oli essenziali e vini. Studi scientifici a questo proposito hanno dimostrato che l'azione antiossidante del vino agisce più fortemente delle vitamine C ed E, che ha consolidato l'uso di questa tecnica in poche cliniche, hanno trovato un modo più efficace per fermare il passare del tempo.

Cos'è la fangoterapia?

È un metodo molto antico, usato da secoli. Già ai tempi di Ippocrate, il fango era usato per scopi miracolosi perché sia l'acqua che i minerali di argilla e argilla, agiscono molto bene sul nostro corpo. Anche se a prima vista il trattamento può essere spiacevole a causa del fatto che dobbiamo coprirci con il fango, la sensazione di rilassamento e benessere è immediata.

Benefici della terapia di fango

Possiamo godere delle proprietà desinfiammatorie, rinfrescanti, assorbenti, decongestionanti, cicatrizzanti e lenitive che la fangoterapia ci offre. È raccomandato per la pelle grassa o mista, poiché l'argilla rimuove le macchie dell'acne e riduce anche la cellulite in quanto assorbe le tossine accumulate sotto la pelle. Non dovrebbe essere usato sulla pelle asciutta poiché aumenta la secchezza in questi.

Cliniche estetiche

Questo concetto postmodernista di "clinica" ha le sue origini nell'antichità, legato alla scienza e all'arte della medicina, quando i medici greci come Ippocrate nel V secolo aC lo inventarono, continuando nel Medioevo. Il suo significato etimologico deriva dal termine greco "kliní", che significa letto. Questo luogo era destinato al processo investigativo, o anamnesi, e orientato alla diagnosi della situazione patologica che gli abitanti delle città, presentavano da quei secoli. Questi sintomi venivano presentati sempre più frequentemente e formavano così le cornici che determinavano i segnali per i medici di riconoscere ogni malattia data, secondo la loro specialità, come li conosciamo oggi.

L'esame fisico, che può essere dall'ufficio o vicino al letto, dove il paziente racconta o descrive le sue condizioni e le sue impressioni nell'aspetto del dolore. Questo è accoppiato con scansioni di laboratorio complementari e test di imaging nei casi di tumori e fratture. Dopo questa revisione del paziente, un trattamento più appropriato è determinato al budget, alla predisposizione o al tipo di pelle che nel caso delle cliniche estetiche sono principalmente esterne e essendo malattie gravi, vengono immediatamente indirizzate a uno specialista in dermatologia, medicina generale o nel peggiore dei casi in oncologia, dove vengono determinate altre opzioni di guarigione.

Al di là dei metodi primitivi nel paziente viene trattato da un guaritore o sciamano che attraverso danze, intrugli e persino trapanazioni simili agli interventi chirurgici era destinato a espellere dal corpo lo spirito o il demone che portava la malattia, oggi i medicinali sono prodotti e prodotti moderni elaborato con tecniche meticolose. Il più grande successo del tempo è stato l'uso di estratti vegetali, le cui proprietà stupefacenti e stimolanti sono state scoperte a poco a poco. Si sono dimostrati così efficaci che anche oggi sono ancora utilizzati.

Nelle società primitive sono state eseguite tecniche chirurgiche come la pulizia e il trattamento delle ferite mediante cauterizzazione, cataplasmi e suture, riduzione di lussazioni e fratture, con l'uso di stecche (o strisce sottili). Altre terapie aggiuntive includevano purghe, diuretici, lassativi, emetici e clisteri.

Interventi di chirurgia plastica

La chirurgia plastica è il ramo della chirurgia che si occupa del rimodellamento di qualsiasi parte del corpo umano colpita da una lesione o da una deformità. La malformazione può essere congenita, cioè essere presente fin dalla nascita, come nel caso di bambini nati con palatoschisi o labio labiale o altra anomalia congenita. La deturpazione può anche essere una conseguenza di una lesione o deformità chirurgica necessaria per il trattamento di malattie come il cancro. Gli obiettivi principali della chirurgia plastica sono la correzione delle anomalie, il ripristino delle funzioni perse e il miglioramento dell'aspetto delle parti sfigurate.

La chirurgia plastica è una delle più antiche pratiche chirurgiche. È probabile che le operazioni di ricostruzione del naso siano state eseguite nell'antica India già nel 2000 aC, quando le amputazioni del naso erano una forma di punizione; Con il tempo, la casta dei ceramisti ha escogitato un metodo per ricostruire il naso usando una parte della fronte, una tecnica che è ancora usata oggi. Ci sono anche alcune allusioni a questo tipo di chirurgia nell'antica Grecia e a Roma. Tuttavia, lo sviluppo più significativo delle tecniche chirurgiche non ebbe luogo quasi fino al XVI secolo, in particolare nel lavoro del medico italiano Gasparo Tagliacozzi.

Nel corso del XX secolo l'importanza psicoterapeutica della chirurgia plastica fu dimostrata dopo la seconda guerra mondiale; le vittime di ferite e ustioni di guerra hanno recuperato la funzione delle parti danneggiate del loro corpo ed è stato possibile correggere la deturpazione esterna, che di solito porta a stati depressivi.

Una delle principali tecniche di chirurgia plastica è l'innesto, il trapianto o l'impianto di tessuto vivente da una parte all'altra del corpo o da una persona all'altra, con l'obiettivo che il tessuto è impegnato e cresce per sostituire una parte persa. In generale, vengono utilizzate diverse tecniche di innesto cutaneo. Uno è il trasferimento di tessuto da un'area adiacente al difetto mediante trasporto o rotazione di frammenti distaccati della pelle. Un'altra tecnica frequentemente utilizzata, soprattutto nelle piccole anomalie facciali, è l'innesto a tutto spessore, in cui vengono estratti frammenti completi di pelle, cioè con tutti gli strati che lo compongono, e trasferiti come trapianto libero nell'area interessata. Una terza tecnica, chiamata innesto a spessore parziale, viene utilizzata in pazienti con gravi ustioni che hanno ustioni profonde in ampie aree del corpo. Per mezzo di uno strumento chiamato dermatome, si può ottenere un frammento di pelle di un dato spessore dell'area donatrice che contiene abbastanza cellule dermiche vive per coprire l'area bruciata, lasciando abbastanza cellule nell'area donatrice per far ricrescere la pelle. A volte la vita di un paziente con ustioni può essere salvata grazie alla copertura temporanea delle cellule della pelle sopravvissute nell'area bruciata, con innesti cutanei da donatori geneticamente incompatibili. Questi innesti non sopravvivono in modo permanente e possono essere respinti dal sistema immunitario.

I casi più complicati richiedono altri tipi di copertura della pelle, come la perdita di spessore completo della guancia o quando si perde l'intero naso. Il trapianto deve essere irrigato dai vasi sanguigni della sua zona originale fino a quando non è stato attivato nella sua nuova posizione. In questi casi, un tubo o un lembo di pelle con tessuto sottostante viene lasciato per collegare il trapianto con il suo apporto di sangue originale. La procedura richiede un'operazione a due tempi; la seconda volta comporta l'asportazione del peduncolo di collegamento dopo che la parte trapiantata ha acquisito un nuovo afflusso di sangue dall'area ricevente.

Nella chirurgia plastica vengono anche utilizzati altri tipi di innesti. Ad esempio, la cartilagine ottenuta dalla costola di un paziente viene modellata per riprodurre la forma di un orecchio perso. Successivamente, la cartilagine viene trapiantata nell'area del nuovo orecchio. Gli innesti ossei ottenuti dal bacino o dalle costole sono usati per ricostruire diversi tipi di anomalie, come la sostituzione della mascella. Gli innesti nervosi sono anche usati nel trattamento della paralisi facciale se il nervo facciale è stato ferito a seguito di un trauma.

Barbiere

Sono luoghi dedicati al servizio di taglio di capelli e barba esclusivi per uomo e stile corto per donna, che rimangono ancora in alcuni paesi del Mediterraneo e dell'America Latina dove non è stato ancora sostituito dai saloni di bellezza unisex. Il nome del barbiere "deriva dal trattamento per la crescita della barba che è stata fatta dal vecchio, ed è la persona responsabile del barbiere per radersi, tagliare e condizionare i capelli dei clienti. Oggi un barbiere deve avere molta precisione manuale e contare sulle qualità degli artisti per palicare i diversi livelli di corte in modo da ottenere un risultato eccellente e le aspettative della sua clientela, che di solito diventa frequente.

Tra le funzioni svolte da un barbiere o da un parrucchiere vi sono:

• Dare una manutenzione giornaliera per mantenere i rasoi in buone condizioni, questo significa privo di capelli e oliato.

• Evitare di riutilizzare i rasoi usa e getta di quelli riutilizzabili come quelli di importazione europea.

• È necessario disporre di diversi pettini e forbici per sterilizzarli in modo permanente nell'alcool primario, con una dissoluzione minima e antisettico come l'isopropanolo.

• Fare scorta di isopos, cotoni, asciugamani antisettici per l'attenzione dei clienti.

• Fornire creme da barba, unguenti, shampoo e altri prodotti per la cura dei capelli.

• Tenere gli specchi visibili e puliti, nonché raccogliere i capelli da terra per il corretto smaltimento dei rifiuti in sacchetti di plastica.

Le tinture per la copertura grigia e la rimozione dei capelli grigi sono anche una specialità per governare le teste di giovani e adulti. Un barbiere deve prima conoscere i gusti dello stile del cliente per seguire le mode consolidate o inventarne di nuove. Nel trattamento della barba procediamo a posizionare un tovagliolo di stoffa sotto il mento del cliente e preparare i coltelli, posizionando il rasoio da barba che viene rimosso con il bordo del rasoio a filo. Infine, l'alcol al mentolo di colore rosso, il talco aromatico in polvere o altro tipo di sottoprodotto viene applicato sulla barba per alleviare la sensazione tonificante sulla pelle.

Nell'antichità i barbieri, chiamati allora tosatori, furono portati dalla Sicilia a Roma da un certo P. Ticinio Menas, l'anno 451 della fondazione della città. La moda, diffusa da tempo in Grecia per indossare i capelli corti e la barba pulita, si diffuse rapidamente grazie a Scipione, il secondo africano, che si faceva la barba ogni giorno. I tosatori iniziarono ad esercitare la loro industria all'aperto, ma più tardi questo uso rimase solo per la plebe e gli schiavi e le tende dei barbieri annunciati da una presentazione di coltelli, coltelli e specchi diventarono punti di incontro per i fannulloni e per i giornalisti.

Tra le malattie che dovrebbero essere evitate con l'applicazione di severe misure igieniche sono i pidocchi e la congiuntivite. I veri pidocchi o ventose hanno un apparato boccale di tipo piercing ventosa e mancano le ali Ci sono tre tipi di pidocchi succhiatori che infettano gli umani. Il granchio è largo, bianco grigiastro, lungo circa 3 mm e solitamente si trova nei capelli della regione pubica. Inoltre, ci sono altri due tipi di pidocchi più stretti, grigi e lunghi circa 3 mm: il pidocchio del corpo, che di solito si trova nei vestiti, e il pidocchio del capo, che si trova nei capelli. L'altro è l'infiammazione della congiuntiva. Questa è una membrana mucosa che riveste la superficie interna delle palpebre e la superficie esterna del globo oculare sulla sua faccia anteriore (tranne nel suo polo anteriore, dove si trova la cornea). La causa della congiuntivite può essere un'infezione, un'allergia o un trauma. È caratterizzato da arrossamento, infiammazione, sensazione di corpo estraneo quando lampeggia e sensibilità eccessiva dell'occhio alla luce (fotofobia). Nei casi gravi si verifica una densa essudazione mucosa. Se la causa è un'infezione, c'è una scarica di pus. La congiuntivite acuta infettiva è causata da vari batteri e virus ed è solitamente epidemica. La congiuntivite più batterica viene trattata con successo con antibiotici o sulfonamidi. Congiuntivite virale di solito guariscono in due settimane, anche se il trattamento può essere necessario quando compaiono complicazioni.

Salone di bellezza

Si tratta di uno stabilimento commerciale dedicato ad offrire vari trattamenti cosmetici per le donne principalmente e altri simili per signori. Tra questi ci sono:

- Tagliare
- Tinta
- Acconciatura
- Trucco
- Estensioni dei capelli, parrucche e vendite di prodotti.

Il riferimento più antico che abbiamo sull'esistenza della cura dei capelli cosmetici ci rimanda all'Egitto, dove hanno cominciato a fare i cambiamenti più significativi in termini di cosmetici per capelli. In quella nazione così culturalmente grande, la città - come accadde in molti altri - stava sbucciando la testa, sebbene non fossero così preti e membri dell'élite dominante, che si dedicava a prendersi cura dei propri capelli giocando con diverse pettinature e tonalità. Anche le parrucche avevano il loro apice, e predominavano i capelli lisci tradizionali, con la frangia, tagliati molto in una lunghezza che raggiungeva le spalle. Ma un altro grande contributo degli egiziani era in merito al colore, dal momento che hanno scoperto l'utilità dell'henné, che ha permesso loro di ottenere colori rossastri e mogano.

Ci sono anche altre varianti del tipo di business in cui si combina un salone di bellezza con una spa che include solo alcuni dei servizi estetici estesi, non invasivi, per la salute del viso così come sono:

- Ceretta per le sopracciglia
- Facciale
- abbronzatura artificiale
- Manicure
- Pedicure
- Ossigenoterapia

- Bagni di fango
- Aromaterapia

I saloni di bellezza hanno dimostrato di essere una prova del settore della recessione economica nelle nazioni sviluppate che si estende ogni volta ai paesi sottosviluppati. Sebbene le vendite siano diminuite dal 2008 a causa della grande recessione, queste rimangono robuste in una proiezione a lungo termine. Si è persino pensato che durante le recessioni i consumatori tendono ad essere più attenti ai prezzi e questi costi aumentano continuamente. Con l'aumento del reddito pro capite negli Stati Uniti dal 2015, i saloni di bellezza stanno emergendo con l'industria che ha generato 56,2 miliardi di dollari. La cura dei capelli è il più grande segmento con 86 mila posizioni. Si aspetta che entro il 2018 l'industria della cura della pelle genererà 11 miliardi di dollari di entrate. Questo aumento è dovuto alle numerose campagne che sul cancro della pelle e sulle possibilità di scoperte antitumorali vengono offerte per le donne, e in particolare per gli uomini. La start up o gli imprenditori sono anche in concorrenza con le grandi catene che si attestano in media attraverso le vendite e il marketing online via web. L'ufficio del lavoro stima che il 20% dei posti di lavoro generati tra il 2008 e il 2014 siano rappresentati dall'industria degli specialisti della cura della pelle.

Gli strumenti di acconciatura possono essere classificati in cinque gruppi essenziali per facilitare il loro studio:

- Strumenti principali: sono gli strumenti con cui vengono svolti i lavori di parrucchiera: pettini, spazzole, forbici, pinzette, ecc.
- Ausiliari: sono quegli oggetti che vengono utilizzati per facilitare il lavoro con il primo e anche come materiale protettivo: bigodini, retine per capelli, guanti, cappucci, asciugamani, strati di taglio ecc.
- Strumenti di laboratorio: sono quei materiali che vengono utilizzati per creare miscele chimiche (coloranti, perossido di idrogeno, ecc.): Contenitori di vetro, carta di tornasole, ecc.
- Apparecchio: set di dispositivi progettati per la realizzazione di tecniche di parrucchiere, nonché per l'individuazione e il trattamento di problemi di capelli che si verificano più frequentemente nel salone.
- Parrucchieri: essiccatori, vaporizzatori, sterilizzatori, microvisori, lampade a infrarossi, ecc.
- Materiale d'arredo: sono quegli elementi dell'arredamento che partecipano all'esecuzione dei compiti di parrucchiere e servizio clienti:

lavavetri (precedentemente chiamato ciotola del barbiere), tavoli ausiliari, specchi, poltrone, ecc.

Tatuaggi e cura

La pelle è un organo esterno e delicato del nostro corpo, quindi non siamo stati in grado di lasciare questo libro fuori da questa tecnica di decorazione della pelle che, lungi dal scomparire a causa dei suoi possibili effetti negativi, continua a perfezionarsi e continua ad essere accettata come espressione culturale moderna ed etnica. I motivi o disegni tatuati vengono inseriti per mezzo di sostanze coloranti sotto l'epidermide in un processo un po 'doloroso, a seconda della zona del corpo e della sensibilità della pelle della persona, perforando con un oggetto appuntito che spesso è un ago elettrico.

A causa di avvertimenti da parte delle autorità sanitarie, gli aghi per tatuaggio possono essere un mezzo di diffusione di malattie infettive, in particolare l'epatite, negli ultimi tempi questa usanza è caduta in disuso. Vernici per il corpo e decorazioni adesive che possono essere facilmente rimosse, ogni volta che ne usano di più. I tatuaggi fatti con un ago possono essere rimossi dal laser. I tatuaggi tradizionali lasciano un segno fisso sulla pelle. Il tatuatore inietta inchiostro sotto usando un ago speciale. La pelle guarisce e rimane il disegno inciso per sempre. Questo ti "spaventa" per sempre? L'alternativa è optare per un tatuaggio temporaneo. Come quelli fatti usando un inchiostro chiamato henna. I tatuaggi permanenti possono essere rimossi solo con laser o altri mezzi che costano denaro (a volte molto). Quelli dell'henné scompaiono dopo un po '. Questo processo indebolisce temporaneamente la superficie della pelle rendendola sensibile ai batteri e alle infezioni in modo che sia essenziale prendere alcune misure dopo aver fatto un tatuaggio in quanto è una ferita sulla pelle e seguirle. Aiuta un tatuaggio a diventare una bella esperienza, lungi dall'essere una brutta cicatrice.

• Coprire il tatuaggio con una benda: durante le prime ore il tatuatore pone un vantaggio e un nastro adesivo che deve rimanere così per occuparsi di polvere, luce solare e batteri. Non dovrebbe essere rimosso fino a dopo 2 o 4 ore. È necessario utilizzare la plastica in quanto aumenta la temperatura e aiuta l'accumulo di liquidi nella zona. Non dovresti cadere nella tentazione di mostrarlo a qualcuno.

• Pulizia del tatuaggio: Durante il primo mese l'area del tatuaggio deve essere pulita con sapone neutro, evitando prodotti profumati e alcolati poiché può irritare. Possono essere puliti fino a tre volte al giorno con una spugna o un asciugamano per asciugarlo bene, evitando graffi.

• Uso di creme antisettiche: MRSA è sinonimo di infezione da Staphylococcus aureus resistente alla meticillina e si presenta come il risultato di persone che condividono macchine per la rasatura, persone che hanno tatuaggi e che lavorano nell'attenzione pubblica, persone che vengono operate e che assumono droghe o antibiotici che non funzionano.

Pertanto è preferibile utilizzare creme per uso topico con effetti antibiotici. Sono segni di insufficienza renale e sistema immunologico debole quindi dovresti vedere un dermatologo.

• Idratazione della ferita: sono consigliati idratanti arricchiti con vitamine A e D, anche se ci sono prodotti senza oli e lanolina o cere che sono più costosi ed efficaci.

• Evita bagni di immersione: questo potrebbe cancellare parte del tatuaggio, né dovresti strofinare per almeno 3 settimane Si applica anche alle piscine o al mare poiché lo sporco contenuto in queste acque potrebbe scatenare infezioni

• Uso della protezione solare: se vai in spiaggia o in estate, ti consigliamo di applicare il fattore di blocco della crema 30 o superiore e di non esporre molto tempo al sole.

• Ventilazione e bendaggio: non si dovrebbe mai tenere bendato dopo 4 ore di tatuaggi, in modo che le ferite siano meglio ossigenate all'aria aperta.

• Supervisione di qualsiasi disagio: non si dovrebbe mai grattare eccessivamente, e si dovrebbe fare attenzione durante il periodo di cicatrizzazione.

• Guarigione completa: se dopo un mese non si nota disagio o segni di bruciore, prurito o croste, si può ritenere che sia guarito, che ci siano meno possibilità di infezione e che si debba solo occuparsi dell'esposizione al sole eccessivo.

Per quanto riguarda il piercing, possiamo dire che è la pratica del piercing o del taglio di una parte del corpo umano, di solito per inserire gli orecchini. Queste perforazioni sono una forma di modificazione culturale e riflettono valori culturali, religiosi e spirituali, e anche parte della moda, erotismo, non conformità o identificazione con una sottocultura. Nella storia occidentale, tradizionalmente solo le donne praticavano un singolo foro nelle orecchie da piccole per tutta la vita; tuttavia, in altre culture del mondo e nella cultura occidentale al momento e nell'antichità, diverse parti del corpo sono trafitto anche in entrambi i sessi. Normalmente, di solito sono piccoli cerchi ricoperti da una sfera, metallica o plastica.

Tuttavia, quelli più grandi variano nella forma e nel materiale. Chiunque decida di indossare un orecchino dovrebbe prestare attenzione e attenzione, mettendo un elemento estraneo al corpo e che potrebbe reagire negativamente, quindi deve sempre essere pulito molto bene e correttamente, non maltrattarlo, né superare la guarigione della perforazione e, naturalmente, non cercare di scambiare il pezzo con un'altra persona come misura sanitaria per evitare infezioni e persino la trasmissione della malattia.

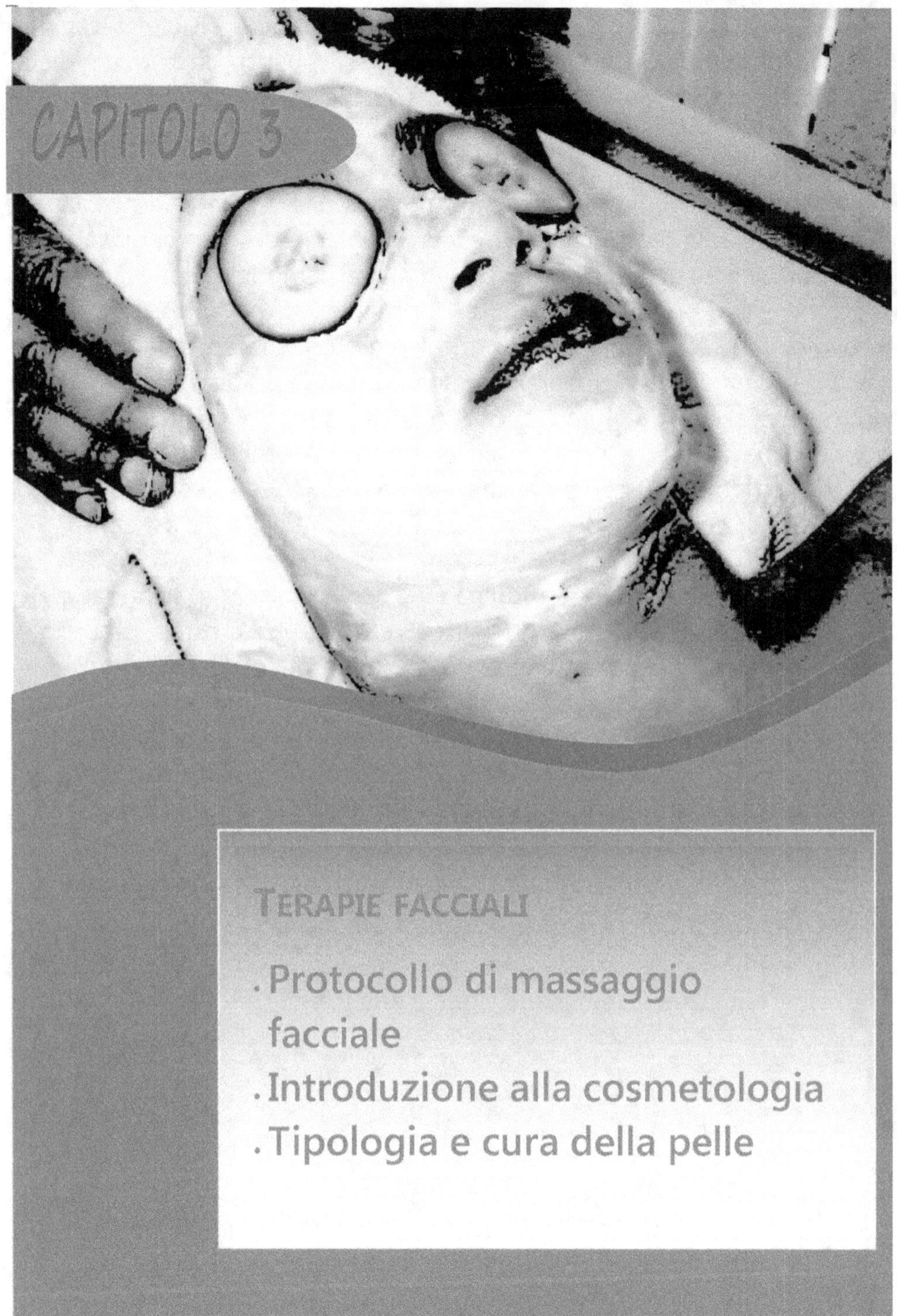

Terapie facciali

- Protocollo di massaggio facciale
- Introduzione alla cosmetologia
- Tipologia e cura della pelle

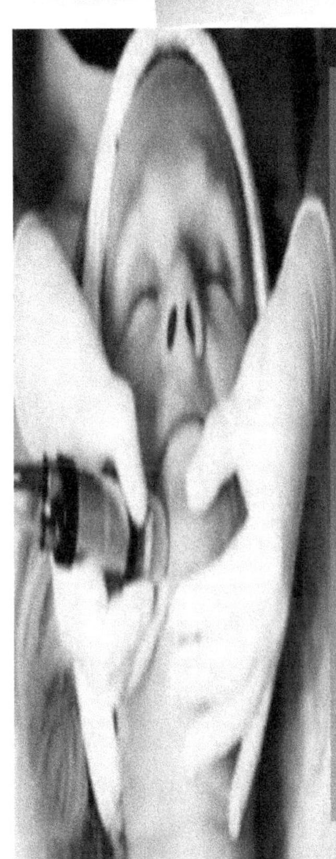

Se provi a immaginare il lavoro dell'estetica senza l'uso di cosmetici, verificherai il loro ruolo essenziale gioca nella nostra professione, senza di loro è chiaro che elimineremo gli strumenti principali del nostro lavoro, che comportano anche un reddito significativo. C'è un forte carico emotivo e psicologico nei confronti dei cosmetici. Il grande aspettative e illusioni che si risvegliano per migliorare l'aspetto, aiutando a mantenere la gioventù e aumentando il benessere essere di persone, renderli hanno una forte attrazione.

L'uso di cosmetici e profumi non è limitato alle donne. I preparati utilizzati dagli uomini includono polveri, colonie, lozioni (specialmente quelle che contengono alcol per applicazione dopo la rasatura), i capelli tonici, con una base di chinino o alcol e deodoranti.

Pertanto, è molto importante conoscere bene questo strumento, quando e come usarlo e avere una conoscenza di base della composizione e delle proprietà dei cosmetici.

Protocollo di massaggio facciale

L'insieme dei compiti per la realizzazione e l'attenzione di un massaggio al viso sono i seguenti.

1. Mettere la crema idratante su tutto il viso.

2. Esegui un movimento circolare, dal collo esegui i movimenti circolari e sali sull'area dietro le orecchie.

3. Quindi con le dita tendiamo verso l'area del mento.

4. Nel mento eseguiamo movimenti circolari e stiracchiamo.

5. Poi nel buccinatore delle labbra posizioniamo le dita da un lato all'altro, una sopra e l'altra sotto, e stirate. Quindi creare attriti circolari e allungare nuovamente.

6. Posizionare le quattro dita sul muscolo massetere, eseguire movimenti circolari fino al conteggio di tre ripetizioni e allungare.

7. Posizionare il pollice all'altezza dell'ala del naso, eseguire un movimento circolare e allungare fino al muscolo sopraciliare sul lato opposto.

8. Prima di salire, fai uno zigzag lungo la linea maso-genian e allungalo con l'altra mano.

9. Quindi lavora gli occhi dalla commessura esterna verso l'interno passando attraverso il naso, la fronte corrugata e il tempio.

10. Quindi eseguire di nuovo movimenti circolari con le quattro dita all'altezza dell'area dell'ala del naso e allungare verso il muscolo opposto fino a raggiungere la parte superciliaria.

11. Dopo la commessura esterna verso l'interno passò per naso, sopracciglia e tempia.

12. Quindi procediamo a zig-zag a livello delle rughe periorbitali, tendendo verso l'ala del naso, tre giù e tre su, coprendo l'intero muscolo orbicolare delle palpebre, sempre dalla commissura esterna a quella interna. Questo passaggio serve a ripristinare il collagene in quella zona.

13. Effettuare l'attrito a zigzag nell'area della fronte dove si trovano le linee di espressione marcate. Anche con l'anulare passiamo una linea per quali sono le linee di espressione.

14. Alla fine si fanno le mani nell'area del mento, le alzate ruotando la mano verso il basso e verso l'alto. Questo passaggio allunga i muscoli cutanei del collo, tutti i muscoli del mento. È fatto molto lentamente.

15. Il viso non deve essere lasciato con residui, dovrebbe essere umido ma non lucido.

I passaggi da seguire dall'estetista se è necessaria una rimozione profonda del viso o del trucco sono i seguenti:

1. Rimuovere il trucco dagli occhi e dalle labbra del paziente.

2. Applicare il latte detergente sul resto del viso.

3. Tono applicando astringente.

4. Esfoliare.

5. Applichiamo il vapore di ozono per 10-15 minuti.

6. Eseguiamo l'estrazione di punti neri sul viso del cliente.

7. Tonifica con acqua di rose e asciuga la pelle.

8. Una garza per coprire il viso.

9. Applichiamo alta frequenza, posto da 10 a 15 minuti.

10. Applicare una maschera lenitiva o idratante e lasciare agire per 20 minuti.

11. Eseguiamo un massaggio facciale con oli aromaterapici o crema idratante e nutriente.

12. Applicare la protezione solare.

Introduzione alla cosmetologia

Le vendite annuali di prodotti di bellezza per uomo e donna fanno di questo settore un importante sviluppo che oggi è molto redditizio. La cosmetologia nasce per soddisfare i bisogni dell'individuo, come il miglioramento delle qualità che la natura ci ha dato e il mantenimento della gioventù il più a lungo possibile. Entrambi gli aspetti mirano a migliorare l'aspetto, qualcosa che attualmente ha una grande importanza, non solo a livello personale, ma nelle nostre relazioni sociali.

In cosmetologia, vengono combinati tre aspetti chiave, uno scientifico, l'altro tecnico e l'altro artistico nel caso della linea di colore.

Per introdurre l'estetista nel vasto campo della cosmetologia, dobbiamo prima sapere quali sono i cosmetici, che è il termine generale che si applica a tutti i preparati e gli elementi per uso esterno per condizionare e abbellire il corpo, che puliscono, colorano, ammorbidiscono o proteggono la pelle, i capelli, le unghie, le labbra o gli occhi. La profumeria è solitamente esclusa dal campo dei cosmetici.

L'uso dei cosmetici è universale e risale all'antichità più remota. Nonostante la convinzione generale che i cosmetici, come sono ora conosciuti, vengano dall'Estremo Oriente, lo studio delle culture primitive indica il loro uso in tutte le parti del mondo. I dipinti di tipo simbolico o magico di culture indigene, tatuaggi e scarificazioni (incisioni superficiali sulla pelle) praticati da molti popoli (ad esempio, la Nuova Zelanda Maori e numerose culture africane) e l'uso di coloranti per decorare il corpo sono tutte forme di cosmetici usati sia per l'intimidazione psicologica del nemico che come ornamento.

I primi cosmetici conosciuti provengono dalla I dinastia egiziana (c 3100-2907 a.C.). Nelle tombe sono stati trovati vasi con unguenti che sembravano profumati, come dimostrato dai ritrovamenti successivi. Sia gli uomini e le donne egiziani hanno usato questi preparati con grande profusione e oli profumati per mantenere la loro pelle elastica e liscia nel clima secco del loro paese. Allo stesso modo, hanno scoperto l'arte di decorare i loro occhi applicando un colore verde scuro sulla palpebra inferiore e oscurando le ciglia e la palpebra superiore con kohl, una preparazione di antimonio o fuliggine. Sembra probabile che gli ebrei adottassero l'uso dei cosmetici degli egiziani, dal momento che l'Antico Testamento si riferisce ai dipinti per il viso.

A metà del I secolo aC i Romani usavano alcuni cosmetici come il kohl per scurire le ciglia e le palpebre, il gesso (o il gesso) per sbiancare il viso, il rouge, i depilatori (composti per rimuovere i capelli) e la pomice per pulire i denti. Durante il Medioevo, i crociati osservarono l'uso di cosmetici in Medio Oriente, e furono loro a propagarlo in tutta Europa.

L'uso quasi universale di cosmetici nei tempi moderni è cresciuto insieme allo studio scientifico degli ingredienti utilizzati. Questa ricerca, che è stata avviata nel XIX secolo dai francesi, ha portato allo sviluppo di prodotti migliori e più ad un prezzo inferiore.

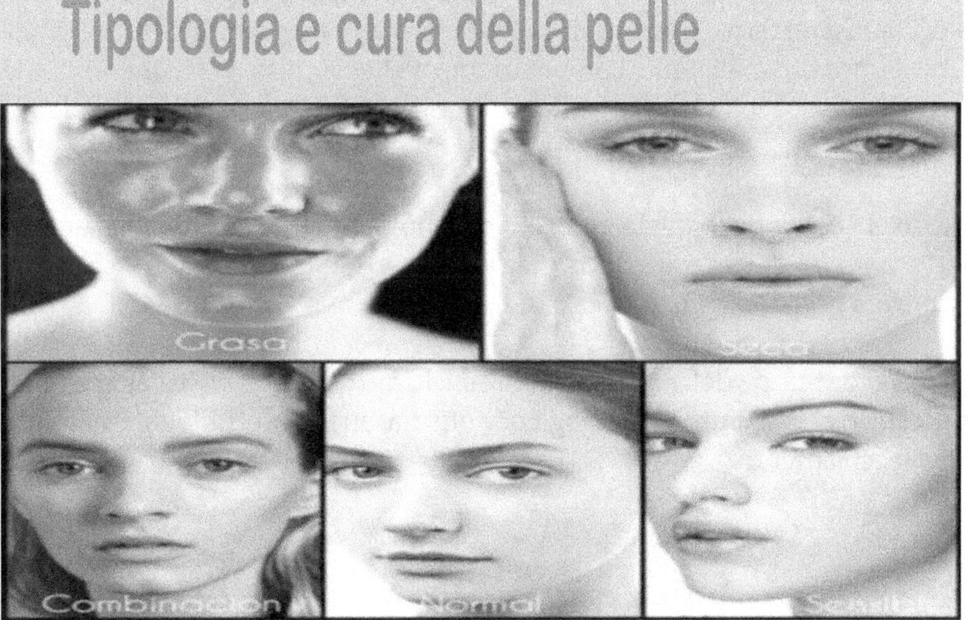

Per stabilire il tipo di pelle del cliente, queste linee guida dovrebbero essere seguite, come osservare la pelle, stabilire un dialogo per ottenere informazioni utili nel nostro scopo e infine elaborare la conclusione finale.

Esistono diversi modi per classificare i tipi di pelle in base allo spessore, al temperamento e alle variazioni morfologiche, ecc. Tuttavia, la classificazione più utilizzata si basa sulla natura secretoria della pelle.

In virtù dell'emulsione epicutanea, così come i dati raccolti durante lo studio della pelle, è possibile determinare il tipo di pelle del cliente. Sono stati stabiliti due gruppi di emulsioni epicutanee:

• Pelli opache: non presentano luminosità e il loro aspetto è normale o secco. (emulsione epicutanea O / A) Le pelli opache possono essere normali o euddermiche dove l'emulsione idrolipidica è formata correttamente. Dry skin may be atypical dry skin, when the sebum is insufficient, and dehydrated skin when there is excessive dehydration of the stratum corneum.

• Pelle brillante: ha una certa luminosità perché predomina la fase olio. (di emulsione epicutanea A / O) Possono essere classificati in base al loro comportamento, grado di secrezione sebacea e manifestazioni esterne in: normale pelle grassa, dove c'è una variazione nella quantità di componenti ed emulsionanti che determinano la fase esterna. Pelle grassa disidratata in cui la fase esterna dell'olio di solito si forma in modo difettoso perché il sebo è alterato nella sua composizione. Pelle occlusa e oleosa in cui la secrezione sebacea viene modificata e non va fuori, causando la tendenza dell'acne.

Nei casi di pelle mista, sul viso ci sono aree in cui si trova la regione del grasso o del medio-facciale, e anche aree che hanno un aspetto asciutto o normale come nel caso delle guance.

Nello stato della pelle, molteplici fattori esterni e aggressioni meccaniche, ambientali o biologiche, oltre a quelli interni legati al cibo e all'invecchiamento.

CAPITOLO 4

Supino

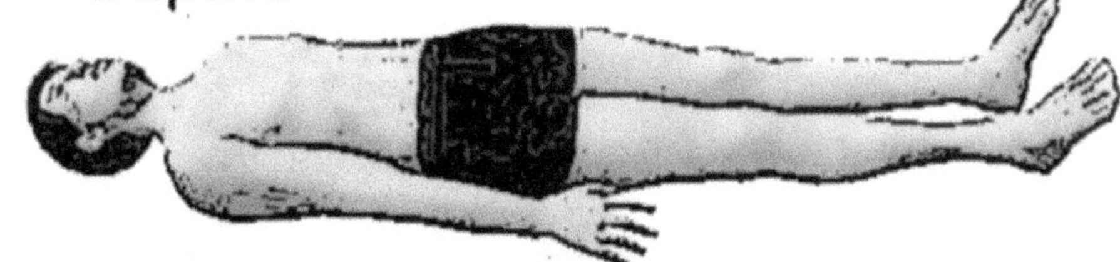

Prono

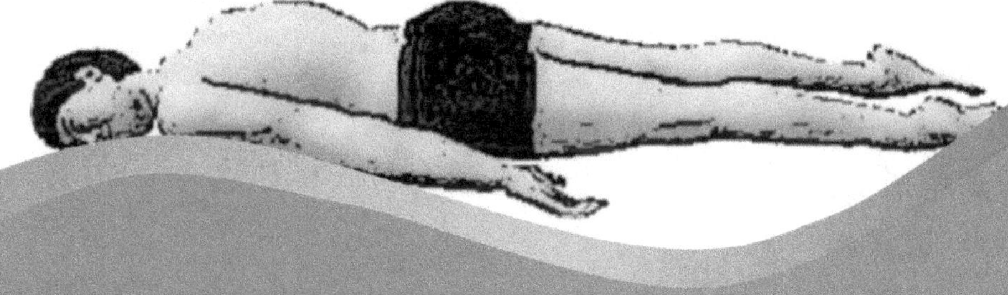

Terapie corporee

- Terapie corporee
- Cosmetici anticellulite
- Protocollo di massaggio del corpo
- Protocollo di radio-frequenza
- Protocollo di cavitazione
- Protocollo di riduzione del massaggio
- Termoterapia
- Ginnastica passiva
- Vacunterapia
- Corpo ad ultrasuoni

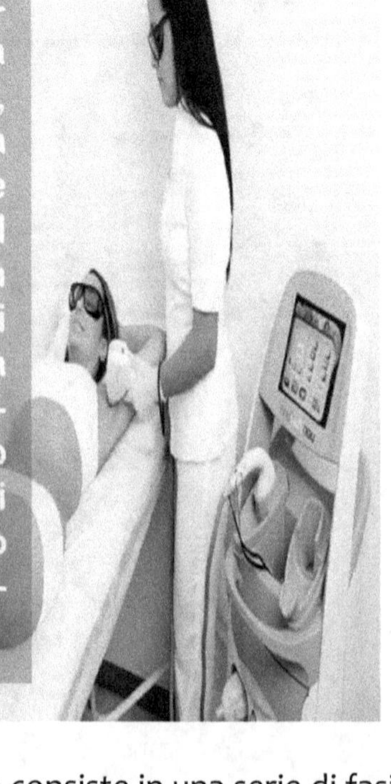

All'interno delle alterazioni corporali e cutanee di maggiore ripercussione estetica, abbiamo la temuta "cellulite" insieme all'invecchiamento, costituiscono le modifiche che una maggiore richiesta di consultazione presenti. Sono anche i alterazioni del trattamento estetico più difficile e non sempre i risultati sono soddisfacenti come previsto. In qualche casi sarà necessario fare riferimento alla consulenza specializzata di un medico dopo aver completato il numero di sessioni. L'acne severa e le macchie o le lentiggini sono altre alterazioni trattate dalle estetiste.

Per l'estetista il protocollo di trattamento consiste in una serie di fasi: come studio della pelle, preparazione della pelle: igiene, peeling speciale e bagno di vapore, core di trattamento basato sull'applicazione di cosmetici riducenti e lipolitici o applicazione di tecniche come ultrasuoni e massaggio di riduzione con drenaggio manovre. In questo capitolo analizzeremo ciascuno di essi per uno studio migliore.

Terapie corporee

Questo argomento riguarda specificamente i protocolli dei trattamenti per il corpo per le alterazioni del tessuto sottocutaneo e congiuntivo, come l'obesità localizzata e la cellulite.

Nel caso di obesità localizzate, i loro segni esterni si manifestano nei glutei, nell'addome, nelle estremità con un eccessivo accumulo di tessuto adiposo e le sue cause sono fattori genetici, alterazioni ormonali e fattori psicologici delle donne.

D'altra parte la cellulite è definita come un'alterazione del tessuto connettivo in cui si verificano due fondamentali fenomeni di iperviscosità della sostanza fondamentale e ipertrofia delle cellule di grasso dove la pelle diventa morbida e spugnosa al tatto. Ci sono tre tipi di cellulite: il duro dove ci sono increspature del tessuto e c'è dolore quando si preme, la cellulite morbida è ciò che diventa spugnoso al tatto e la cellulite edematosa che è comune con disturbi circolatori dove a volte c'è edema influenzato da meccanica e fattori vascolari.

Il tessuto grasso sottocutaneo svolge un ruolo essenziale nel metabolismo dei lipidi. Qualsiasi alterazione di questa riserva lipidica, per eccesso o per difetto, deve essere trattata dal punto di vista medico.

Si ritiene che una persona sia sovrappeso quando supera il peso desiderabile di oltre il 10% e obesi se supera il 20% di quella desiderabile. I bisogni cutanei nel trattamento dell'obesità si basano sulla riduzione dell'accumulo localizzato del tessuto adiposo e favoriscono la circolazione linfatica e il ritorno venoso.

Cosmetici anticellulite

I cosmetici anti-cellulite combinano diversi principi attivi associati principalmente a tre tipi di azione: lipolitica, venotonica e depolimerizzazione.

Nel caso in cui la cellulite sia edematosa, cercherà di migliorare la microcircolazione, per la quale verranno applicati cosmetici anticellulite che contengono nella loro formulazione sostanze anti-edematose venotoniche come rusco, equiseto, ippocastano, arnica e gurana.

Nella cellulite con accumulo di grasso localizzato, vengono utilizzati cosmetici con azione lipolitica, come L-carnitina, proteine e derivati iodurati.

Nel caso della riduzione dei cosmetici, la loro azione si basa su principi attivi lipolitici la cui funzione è quella di mobilizzare i lipidi del tessuto cutaneo. Inoltre trasportano sostanze venotoniche e antiedematiche che favoriscono la permeabilità vascolare e la mobilizzazione di liquidi in eccesso. I cosmetici riducenti sono applicati con massaggi attivi e profondi che favoriscono la mobilizzazione del grasso. Le tecniche occlusive favoriscono la penetrazione della riduzione dei cosmetici e favoriscono l'eliminazione dei liquidi.

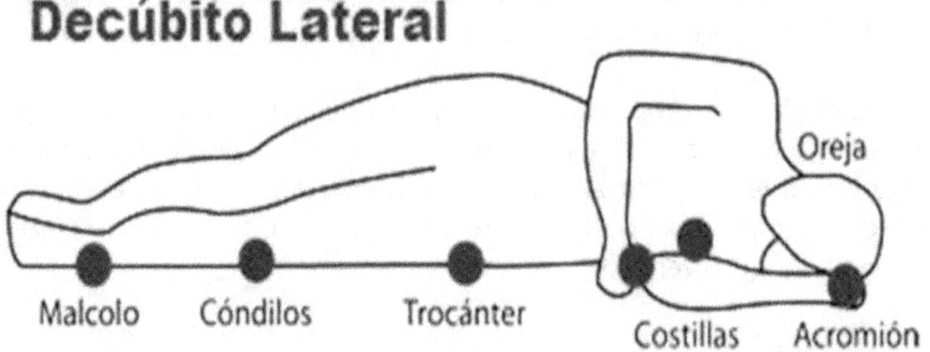

1. Il massaggio può essere praticato con il paziente disteso sul pavimento o su un tavolo. La superficie su cui giace la persona non dovrebbe essere troppo morbida o troppo dura.

2. Una volta dato il massaggio, e anche prima di praticarlo, è buona norma coprire le parti del corpo del paziente che sono state trattate o che verranno massaggiate per evitare una sgradevole sensazione di raffreddamento, in una stanza con una temperatura piacevole

3. Quando il soggetto è rivolto verso il basso e ha una schiena arcuata, posizionare un cuscino sotto le ginocchia. Se, d'altra parte, sei in posizione prona, sarà bene posizionarlo sotto l'addome.

4. L'uso di un qualche tipo di unguento, che può essere profumato con diverse essenze naturali come pino, menta, eucalipto, limone, arancia, favorisce la fluidità dei movimenti.

5. Prima di praticare un massaggio, è necessario scaldare le mani se si è freddo, ricordare che è necessario regolare la respirazione a quella del paziente e che è necessario tenere sempre le mani in contatto con il corpo dell'altro. La pressione deve venire più dal peso del massaggiatore che dalla sua forza.

6. Quando si massaggia una parte del lato destro del corpo come una gamba o un braccio, si consiglia di massaggiare la stessa parte dell'altra parte, perché la sensazione che il paziente percepisce deve essere unità e globalità.

7. Evitare di saltare continuamente da un'area all'altra, piuttosto cercare di procedere con movimenti fluidi e continui. Ripeti il tour più volte cercando di fornire piccole ma piacevoli variazioni di volta in volta.

8. Quando fai un massaggio non devi pensare a nient'altro, inizialmente è la tecnica che sostiene il compito, ma poi dovrà essere relegato all'oblio a poco a poco se vuoi ottenere un vero contatto amoroso .

9. Evita di massaggiare e massaggiare se hai poco tempo per esercitarti o ricevere un vero e proprio massaggio del corpo è essenziale avere almeno 30 o 40 minuti.

Protocollo di radio-frequenza

Sono radiazioni elettromagnetiche che oscillano simultaneamente nel campo elettrico e magnetico, sebbene sia un sistema di uso terapeutico noto in chirurgia da molti anni.

La radiofrequenza genera un campo elettrico che cambia da positivo a negativo, causando un movimento rotatorio delle molecole che generano calore. I due tipi di radiofrequenza utilizzati sono il bipolare; ciò causa un riscaldamento superficiale della pelle e quello unipolare che provoca un riscaldamento della parte più profonda del derma che agisce sul tessuto adiposo. Poiché l'apparecchio a radiofrequenza dispone di testine unipolari e bipolari, possiamo fornire energia a diverse profondità e quindi trattare diversi tipi di cellulite e anche la lassità facciale e altre aree.

Tra i benefici della radiofrequenza si produce un riscaldamento profondo che colpisce la cute e il tessuto adiposo sottocutaneo, un riscaldamento che va dall'interno verso l'esterno, che favorirà il drenaggio linfatico che consente di ridurre liquidi e tossine, aumenta la circolazione dell'area che consente di migliorare il metabolismo, sia il tessuto adiposo sottocutaneo che l'aspetto generale della pelle. Anche la formazione di nuovo collagene consente a tutti i tessuti di diventare fermi grazie alla riorganizzazione dei setti fibrosi. E infine, dopo la lesione termica controllata con retrazione del tessuto, c'è una risposta infiammatoria che sarà accompagnata dalla migrazione dei fibroblasti, che rafforzerà ulteriormente la struttura del collagene, con conseguente ringiovanimento dell'area trattata. L'effetto immediato della radiofrequenza è la retrazione del collagene.

Si raccomanda di prendere in considerazione controindicazioni come la gravidanza, le persone che portano protesi metalliche, i pazienti con malattie cardiache e malattie dei tessuti come il cancro e le persone in sovrappeso.

Il protocollo di trattamento a radiofrequenza è il seguente:

1. Preparare l'area e il cliente.

2. Dividiamo l'addome in quadranti.

3. Lavoriamo per sezione per 5-7 minuti.

4. Usiamo un sacco di gel conduttivo in ogni area.

5. Applichiamo la radiofrequenza in cerchi costanti.

6. Rimuovere il gel conduttivo con un tovagliolo di carta.

7. Usiamo il gel lenitivo per finire.

Protocollo di cavitazione

Consiste in un trattamento in cui piccole bolle sono generate in modo controllato che termina con le cellule di grasso senza danneggiare il sistema sanguigno, tutto attraverso un apparato che grazie al gel di cavitazione con cui vengono fatti i movimenti circolari. In questo modo, otteniamo che il grasso che si trova in diverse aree del nostro corpo si trasforma in uno stato liquido e quindi viene eliminato dal nostro corpo attraverso il tratto urinario. Possono produrre piccoli lividi o contusioni, questo si verifica a causa delle infiltrazioni che si verificano nel trattamento. Viene applicato con una durata di 60 minuti in 10 sessioni una volta alla settimana.

I benefici portano magnifici risultati senza la necessità di un intervento chirurgico senza la necessità di un congedo per malattia. D'altra parte, viene riaffermata attivando cellule che portano alla creazione di nuove cellule che non hanno grasso, con maggiore elasticità, eliminando la cellulite indesiderata.

Le controindicazioni in questo trattamento sono sovrappeso, malattie autoimmuni, patologie uditive, pazienti con problemi al fegato o ai reni, nonché gravidanza e allattamento. Altre sono persone con un pacemaker e lesioni cutanee acute.

I passi da seguire come protocollo di trattamento sono:

1. Preparare l'area e il cliente.

2. Dividi l'addome in quadranti.

3. Lavoriamo ogni zona per 10 a 8 minuti.

4. Applicare gel conduttivo in ciascuna area in quantità generosa.

5. Poniamo la cavitazione a circa 90 gradi della pelle.

6. Ci aiutiamo a vicenda con un asciugamano.

7. Rimuovere con un tovagliolo di carta.

Protocollo di riduzione del massaggio

I passi da seguire come protocollo di trattamento sono:

1. Preparare l'area di lavoro.

2. Pesare il paziente e prendere le sue misure nell'area da ridurre.

3. Massaggiare con olio d'arancia.

4. Utilizzare l'esercizio passivo utilizzando gli elettrodi positivi e negativi.

5. Lasciare in posa per un periodo di 20 a 30 minuti.

6. Pulire l'area lavorata.

7. Per finire applichiamo il gel rassodante freddo.

Termoterapia

È un'applicazione termica per scopi terapeutici. Esistono diversi modi per applicare questo calore e, in generale, ciò che si cerca è un effetto sedativo e rilassante.

Questa tecnica utilizza diverse forme di calore come trattamento, sia in forma solida, semi-liquida o gassosa. Per essere considerato come termoterapia, è necessario che la temperatura sia superiore a quella fisiologica dell'organismo. Per quanto riguarda la temperatura massima, dipende dalla sensibilità termica del paziente. Viene applicato per un periodo compreso tra 10 e 30 minuti.

Tra i benefici della termoterapia è che stimola la circolazione di vitamine e ossigeno nel tessuto, grazie a un miglioramento dell'afflusso di sangue. Inoltre, i pori della pelle si aprono e consentono la disintossicazione dei tessuti. L'aumento della temperatura aiuta a favorire l'eliminazione dell'adiposità localizzata nell'addome. Permette di migliorare il contorno e favorisce l'aumento del metabolismo.

Tra le controindicazioni di questo trattamento, non sono menzionati effetti collaterali significativi. Ma dobbiamo prendere in considerazione un po 'di attenzione quando l'area da trattare è infiammata e in caso di processi maligni o tumori.

Ginnastica passiva

È una tecnica corporea che utilizza dispositivi con un sistema di elettrodi a bassa tensione su diversi gruppi muscolari come i glutei, le gambe e l'addome. Ciò è ottenuto attraverso la stimolazione elettrica per correggere la flaccidità, ridurre i depositi di grasso e in alcuni casi aumentare le dimensioni dell'area trattata, come nel caso dei glutei.

Ci sono numerosi dispositivi come cinture addominali, piattaforme vibranti o barelle della palestra assistita, tra gli altri.

I benefici si manifestano dopo un mese di trattamento, con una notevole riduzione della ritenzione idrica, una riduzione del volume dei depositi di grasso, un miglioramento dell'aspetto della pelle con cellulite e un miglioramento del tono muscolare.

A volte la ginnastica passiva porta controindicazioni come quella che non si applica alle persone portatrici di pacemaker, ai pazienti con tumori in stadio di metastasi e alle donne incinte che evitano l'area dell'addome.

Vacunterapia

È una tecnica di massaggio profondo che viene utilizzata insieme a un dispositivo high-tech che, attraverso un sistema di aspirazione e due rulli, attira la pelle e stimola la circolazione sanguigna e linfatica nella sua profondità. Per ottenere risultati attesi, è richiesto un numero minimo di sessioni compreso tra 10 e 20, due volte alla settimana, e la durata totale del trattamento varia a seconda dell'area da trattare. Ogni sessione con una durata di 25 a 30 minuti in piccole aree come il viso, il braccio, l'addome per 45 a 60 minuti. In aree più vaste come trocanteri (nastri a cartuccia) e trattamenti completi da 90 minuti.

I benefici di questo trattamento sono che con questa ginnastica cutanea, ristruttura il tessuto connettivo, facilita l'eliminazione di tossine e fluidi, migliora l'aspetto della pelle arancione aumentando la microcircolazione locale. Permette anche di ripristinare la tonicità del tessuto in tutto il corpo. Il trattamento applicato sul viso aiuta anche a ridurre le rughe e ridurre i volumi localizzati, quindi tonifica i tessuti in modo naturale. Oltre al suo utilizzo in caso di cellulite è un complemento alla liposcultura.

Infine, le sue controindicazioni si riferiscono alle persone in caso di gravidanza, diabete di tipo 1 e 2, in caso di problemi di coagulazione e cancro. Viene anche evitato in caso di ernie e se si soffre di uno stato febbrile.

Corpo ad ultrasuoni

Sono un tipo di onda la cui vibrazione supera i 20.000 Hz, ovvero emettono un'onda che oscilla più di 20.000 volte in un secondo. L'apparecchiatura emette onde sonore e vibratorie che non sono percepibili dall'orecchio umano. Queste onde sono applicate attraverso una testa, che si muove attraverso le aree da trattare o facciali o corpo, a impulsi o in continuo, a seconda del caso è un trattamento che non comporta dolore o disagio. È fatto in 8-10 sessioni.

L'ultrasuono elimina le vene varicose, diminuisce l'aspetto dell'acne, rimuove la cellulite, tonifica la pelle e aiuta una ferita a guarire meglio. Serve anche a sciogliere il grasso accumulato per mezzo delle onde che emette sul tessuto adiposo, eliminando la cellulite nel tempo.

Come sempre, dovresti analizzare le possibili controindicazioni come i casi di persone con pacemaker, cancro, gravidanza. Oltre alle persone con disturbi di ipersensibilità cutanea. Inoltre, non applicare mai l'onda su aree delicate del corpo come orecchie, testicoli, cervello, ecc.

FORME DELLA CLINICA ESTETICA

RAPPORTO DI RILEVAMENTO DI DERMATOLOGICO ALTERAZIONI DEL TRATTAMENTO MEDICO

Esaminato il cliente, signore / signora:

____

Per una domanda su:

____

Sono stato in grado di rilevare alterazioni dermatologiche situate in:

____

Con il seguente aspetto

____

Essendo un tipo di alterazione che deriva dalla mia competenza, ti rimando a te per studiare e trattare il problema del mio cliente. Si prega di confermare se è conveniente seguire un trattamento cosmetico.

____

Vi ringrazio anticipatamente per il vostro interesse e sono a vostra disposizione per qualsiasi domanda e informazione di cui potreste aver bisogno, per il quale accludo le mie informazioni.

Signed_______________________

SCHEDA PER ANALISI DEL CORPO

Data: .... Peso iniziale ....

Peso finale ....

Dimensione: ……..…………………………...

ESAME DEL SENO:

- Piccoli………………………. □ Smagliature .... □ Altro ....
...........□

- Grande .... □ Noduli .... □

- Caduto .... □ Linfonodi ascellari ... .. □

ESAME DELL'ADDOMEN:
Obeso .... □ Flaccido .... □ Smagliature .... □

ACUMMELS DI CELLULITE

- Ubicazione e tipo .... □

- Calore o freddo alle estremità ... □

- Adiposità .... □

- Gonfiore .... □

- Ritenzione di liquidi .... □

Varicose .... ☐

- Fibrosi .... ☐ Generale .... ☐

- Aspetto della pelle arancione .... ☐ Prevalente ....
☐

• Hot .... ☐

- Flaccidità muscolare .... ☐

•   Freddo   .... ☐   Generale
.... ☐

•   Soft   ....   ☐   Prevalente
.... ☐

• dura .... ☐

• Doloroso .... ☐

TRATTAMENTO

RACCOMANDATO: A casa: ginnastica, respirazione, postura, docce fredde, cosmetici, raccomandazioni sul tipo di alimentazione.

In cabina: numero di sessioni: .... Tempi settimanali:
....

Prodotti...
…………………………………………………………… .

Apparecchio: ....

Altre tecniche: ....

Budget: ....

STORIA ESTETICA

SCHEDA N.______________

DATA: _______/_______/______________

____

Cognome: ....
Indirizzo:...
Telefono:...
Ore lavorative: ....
Sesso: F .... M .... Mail: ....

Età: ______________ Numero di bambini: ________________________________
Possibile gravidanza o menopausa: ___________

Farmaci che prendi di solito:

Corticosteroidi___________   Diuretici   _____________   Antibiotico
________________ Analgesici _______________

Somnifero ___________ Regolatori   dell'appetito _______________
Contraccettivi___________________

Reazioni   speciali   ai   farmaci:
____
____
____.

ALTRI DATI DI INTERESSE

Fumi? Sì_____ No_______ Fai esercizio fisico? Sì_____ No_______ Prendere il sole? Altrimenti______

Usi la protezione solare? Altrimenti______

Tipo di alimentazione che segue e pianifica

Una colazione:

____
____

b)   Snack:

____
____

c)   Pranzo:

____
____

d)   Cena:

____
____

Quantità di acqua al giorno _________________________________ Infusi Sì_____
No______ Caffè Sì_____ No______

Dolci Sì_____ No_______ Salato Sì_____ No_______ Grasso animale Sì_____
No______

Reazioni   speciali

____
____
____.

Dati di interesse estetico:

Di solito frequentate i centri di bellezza? Altrimenti______

Quale trattamento è stato più positivo?
____

Hai avuto qualche reazione di intolleranza o allergia a qualsiasi prodotto?
____

Qual è il problema estetico che ti preoccupa di più?
____

Da quando lo subisci?
-- ---

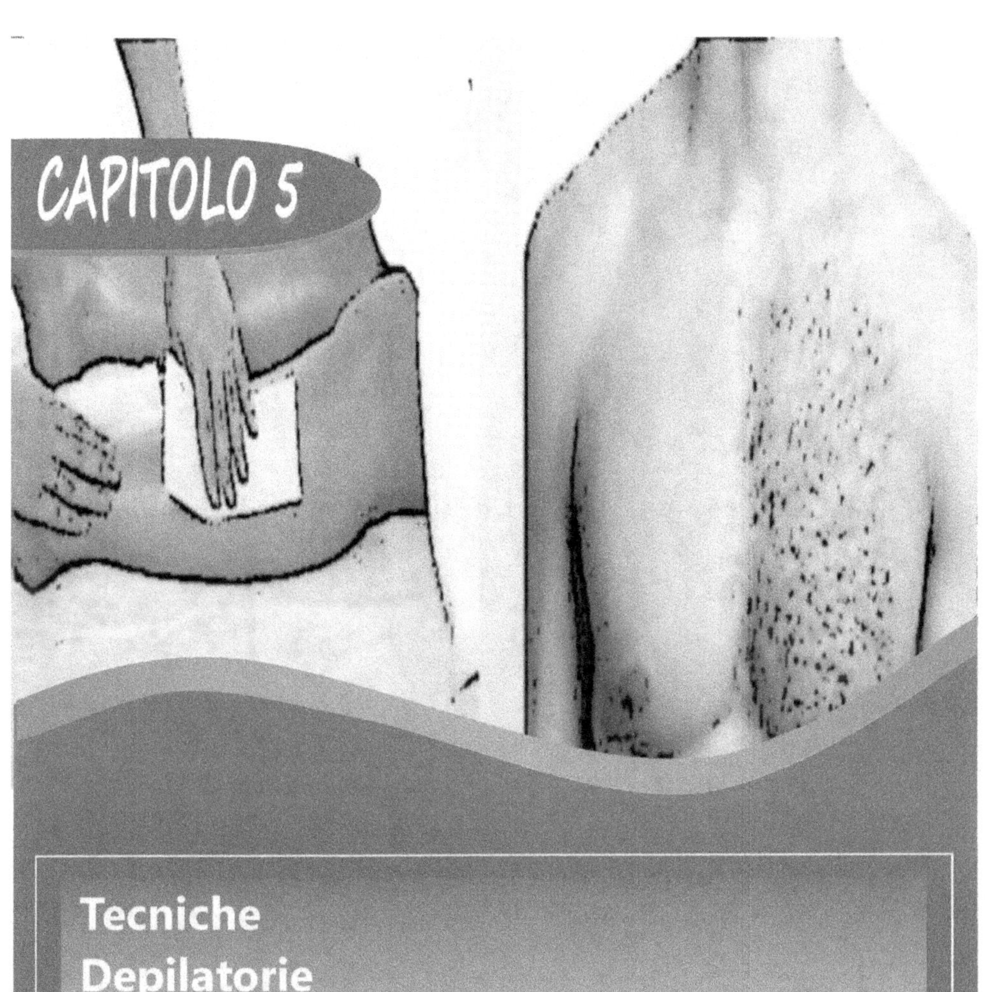

CAPITOLO 5

Tecniche Depilatorie

- Caratteristiche dei capelli
- Classi di tecniche depilatorie
- Criteri di applicazione depilatoria
- Protocollo di depilazione

Tecniche Depilatorie

I canoni della bellezza ci costringono a prenderci cura e proteggere i capelli di certe zone come i capelli, ma ci impongono anche di farlo eliminali in altri come viso, ascelle e arti. In accordo con questi canoni imposti da una società che dà grande importanza al fattore estetico, sono state sviluppate diverse tecniche per la rimozione dei peli tipo fisico o chimico. Prima di procedere alla realizzazione di uno specifico metodo depilatorio, l'estetica il professionista deve fare una valutazione approfondita della tecnica più appropriata in virtù dell'area da essere rimosso e le caratteristiche della pelle o dei capelli.

I peli sono composti da una scleroproteina corneale chiamata cheratina e non contengono vasi sanguigni o nervi. Di solito contengono pigmenti (tranne che negli albini) e talvolta contengono anche bolle d'aria interstiziali che conferiscono ai capelli un colore argenteo. La struttura del capello è costituita da cellule epiteliali modificate disposte a strati attorno a un midollo centrale (o nucleo) e ricoperte da squame sottili e piatte. La radice di ciascun capello si trova in un invaginazione dell'epidermide chiamata follicolo pilifero. I capelli crescono dalla base del follicolo e sono nutriti dai vasi sanguigni presenti in una papilla situata all'interno del follicolo, che si estende un po 'nella radice dei capelli. Un piccolo muscolo, l'arpettore pili o erettore dei capelli, è attaccato a ciascun follicolo pilifero.

Il muscolo si contrae sotto il controllo del sistema nervoso simpatico, facendo rizzare i capelli. La maggior parte dei mammiferi ha peli tattili che crescono, in molti casi, sulla parte superiore del labbro e sulle sopracciglia, con le radici situate su un tessuto erettile molto innervato.

La paraffina è una miscela di idrocarburi saturi ad alta massa molecolare prodotta dall'olio di raffinazione. Attualmente, la maggior parte delle cere commerciali proviene dal petrolio.

Le cere sono usate per fare candele, fiammiferi, carte cerate e cosmetici. Sono anche usati per produrre antiossidanti di gomma, isolanti elettrici, bagni di carta, inchiostri da stampa, finiture tessili, rivestimenti in pelle e contenitori per alimenti. Questa gamma di prodotti richiede cere con diversi punti di fusione, nonché diversa brillantezza, durezza, resistenza alla trazione, resistenza all'acqua e duttilità.

Lo sviluppo dei capelli nell'essere umano inizia nell'embrione e già nel sesto mese il feto appare coperto da un pelo molto fine (lanugo). Nei primi mesi di vita la lanugina cade e viene sostituita da peli spessi sulla testa (capelli) e sopracciglia, e fini e pelosi sul resto del corpo. Nella pubertà, in entrambi i sessi, i capelli spessi appaiono sotto le ascelle e i pube, e negli uomini inizia a crescere sulla parte superiore del labbro e il mento dà origine alla barba. La velocità della sua crescita varia con l'età della persona e con la lunghezza. Quando è breve, cresce di circa 2 cm al mese, ma il tasso di crescita si riduce della metà quando è lungo. La maggiore crescita si verifica nelle donne la cui età oscilla tra i 16 ei 24 anni.

La forma dei capelli è una delle caratteristiche ereditarie più importanti e accurate. I capelli quasi neri dei Papuasi, dei Melanesiani e degli Africani crescono da un follicolo ricurvo che continua a spirale con una sezione trasversale piatta. I capelli di cinesi, giapponesi e nativi americani sono etero, spessi, lunghi e quasi sempre neri. Cresce di un follicolo dritto, con una sezione trasversale circolare, e ha un midollo facilmente distinguibile. I capelli di Ainu, europei, indiani e semiti sono ondulati. Cresce da un follicolo etero ma con una tendenza a rotolare verso l'alto; la sezione trasversale è ovale e il colore varia molto da un individuo all'altro, dal biondo chiaro al nero.

Disturbi nella struttura dei capelli o nel follicolo pilifero causano una crescita anormale o perdita prematura o anormale dei capelli. I capelli secchi o opachi sono dovuti all'effetto di diversi prodotti chimici. L'uso troppo frequente di permanenti, shampoo o lozioni, specialmente quelli contenenti alcol o alcali, può causarlo. La causa della grave calvizie non è nota, ma in molti casi è stata attribuita a un tumore nella corteccia surrenale oa disturbi della ghiandola pituitaria, della tiroide o dell'ovaio. La comparsa precoce di capelli grigi è associata a stati di ansia, emozioni intense, malattie da carenza e cause ereditarie. L'alopecia o la calvizie sono principalmente dovute a cause ereditarie.

Alcune forme di calvizie possono, tuttavia, essere dovute ad altre cause: l'alopecia precoce, in cui il pelo di un giovane cade senza prima diventare grigio, può essere causato dalla seborrea; L'alopecia areata, in cui cade in modo irregolare, si ritiene sia dovuta a infiammazione, disturbi nervosi o infezioni locali, specialmente in stati di stress psicologico. La perdita di capelli diffusa, un fenomeno normale, può raggiungere proporzioni anormali dopo febbri superiori a 39,4 ° C durante le malattie che causano un indebolimento dell'organismo o dopo l'intervento chirurgico.

In realtà, nessun rigeneratore di capelli previene la caduta dei capelli o facilita la sua crescita. Tuttavia, è stato studiato un farmaco chiamato minoxidil, che sembra avere un certo successo nei test eseguiti su uomini con calvizie ereditaria, che avevano sofferto la caduta dei capelli dieci anni fa.

Le infezioni da follicoli piliferi sono anche la fonte di molte malattie. La Tinea favus, causata dal fungo Achorion schoenleinii, è caratterizzata dalla formazione di piccole croste attorno alla bocca dei follicoli che spesso assomigliano a un nido d'ape. Un altro tipo di tigna è causato da un fungo del genere Trichophyton. Queste malattie sono trattate con successo mediante depilazione (rimozione dei peli dai follicoli colpiti), pulizia con saponi o oli che rimuovono le croste e l'applicazione di fungicidi.

Le aree con i capelli, specialmente la testa e il pube, sono esposte a fastidiose infezioni di piccoli insetti e acari come pidocchi e granchi.

Come futuri professionisti nel campo dell'estetica è essenziale acquisire una conoscenza preliminare di tutte queste questioni, utili per il nostro lavoro professionale.

I capelli sono una continuazione dell'epidermide; È costituito dalle cellule cornificate, è flessibile e deriva in modo obliquo dalla pelle. È costituito da uno stelo formato da cellule morte, disposte a forma di cilindro allungato. La radice ospita all'interno del follicolo pilifero. I capelli sono un'etichetta della pelle con funzione protettiva in tutti i mammiferi. Consiste di cialde o buste che coprono quest'area.

È dove le funzioni vitali si svolgono nelle tecniche di epilazione che il bulbo pilifero viene attivato.

La razza, l'età, il sesso e l'area della pelle a cui ci riferiamo determinano le caratteristiche dei capelli. Durante lo sviluppo fetale fino all'ottavo mese i capelli si chiamano lanugine, alla pubertà si sviluppa il capello terminale.

I granuli di melanina si trovano nella corteccia, che determinano il colore dei capelli e le fibre cheratiniche che gli conferiscono resistenza. La corteccia è influenzata dalle tecniche di depilazione chimica. La ghiandola sebacea accompagna i capelli che formano i follicoli pilo-sebacei. Produce sebo, che viene versato nel follicolo.

La crescita dei capelli è ciclica e diverse fasi possono essere differenziate, dove la radice ha una grande attività metabolica.

Le anomalie associate ai capelli da considerare nella depilazione sono l'ipertricosi e l'irsutismo. In entrambi i casi è possibile applicare la depilazione elettrica e il laser.

Classi di tecniche depilatorie

Il termine "depilazione", in generale, viene utilizzato con riferimento a qualsiasi tecnica finalizzata all'eliminazione dei capelli superflui. Tuttavia, il professionista dell'estetica deve chiaramente distinguere tra epilazione e depilazione.

• Depilazione: comprende tecniche mirate ad eliminare la parte aerea del pelo superfluo, vale a dire agire sul fusto del capello. Sono incluse qui creme da barba, abrasioni e depilatorie. Suppongono una soluzione temporanea, mai definitiva. Queste tecniche sono per uso personale, sono chiamate "fatte in casa" e non vengono mai utilizzate nelle cabine di bellezza.

• Epilazione: sono tecniche mirate alla rimozione dei peli che agiscono più profondamente dal bulbo pilifero.

Il professionista dell'estetica dovrebbe indicare nei dati del file del paziente quali il trattamento e i prodotti applicati, l'esistenza di possibili lesioni cutanee, la data del prossimo appuntamento e altri. Questo ha lo scopo di avere una registrazione dell'evoluzione del cliente.

Tecniche depilatorie chimiche

È un trattamento che non viene effettuato a livello professionale, ma le sue caratteristiche devono essere note per consigliare la clientela. Sono basati sulla distruzione del fusto del capello. In questa tecnica di prodotti nella cui composizione ci sono agenti cheratolitici che possono distruggere i capelli sono i tioli e i solfuri dei metalli alcalini. Prima della sua applicazione, deve essere testato in un'area sensibile del corpo come il polso o la piega del braccio.

Tecniche depilatorie fisiche

Esistono diverse tecniche estetiche per la rimozione dei peli nel campo professionale. In primo luogo, saranno discusse le tecniche fisiche.

La trazione o l'avulsione consiste nel tirare il fusto del capello per estrarre anche il bulbo. Esistono varianti a seconda del materiale utilizzato: morsetti, verricelli elettrici o pellicole adesive o cere.

1. Cere calde: sono formate da quattro tipi di composti come agenti adesivi, plastificanti, addolcitori e additivi aromatici. A seconda del loro punto di fusione o temperatura, vanno da 38 a 45 ° C. Sono abbastanza efficaci e hanno una forte domanda a livello professionale. Dovrebbe essere avvertito dei possibili effetti collaterali sulla pelle sensibile.

2. Cere calde: non contengono cera d'api, quindi non sono le cere stesse. Nella loro composizione hanno derivati di colofina e resine in un eccipiente, come oli minerali e verdure.

3. Cere fredde: sono supporti impregnati con una miscela fusa di glucosio, miele, resine sintetiche, melassa, ossido di zinco e oli minerali e vegetali. Non hanno bisogno di un'unità di fusione poiché la massa viene lasciata a temperatura ambiente.

Epilazione elettrica

Consiste nella distruzione dell'area del follicolo pilifero dove si trovano le cellule germinative, al fine di prevenire la crescita di un nuovo capello. Con questi metodi si ottiene una depilazione definitiva. La base della tecnica sta nell'applicazione della corrente elettrica.

Secondo la frequenza di voltaggio sono classificati come:
• La depilazione dell'ago è un metodo depilatorio molto aggressivo e complicato.

• L'elettrolisi utilizza una corrente continua a bassa tensione.

• La termolisi utilizza una tensione debole, un grande amperaggio e una frequenza elevata.

• Il sistema flash è una variante dell'alta frequenza in cui la frequenza viene aumentata e diminuita in meno tempo dell'applicazione.

Depilazione laser:

La fotoepilazione si basa sull'esposizione dei capelli all'energia della luce che si trasforma in calore, raggiungendo l'atrofia del follicolo pilifero. Cioè, la depilazione avviene per fototermolisi. Il suo più grande vantaggio è che non produce alcun dolore, nessuna infezione e non lascia cicatrici.

Criteri di applicazione depilatoria

La durata dei capelli deve essere considerata nel tornare indietro o smettere di farlo in modo permanente. Tra le tecniche che sono comuni da usare nei saloni estetici sono:

- Tecniche meccaniche: avulsione con morsetti o cera con tutte le sue modalità.

- Alcune tecniche chimiche come rallentatori della crescita.

- Tecniche elettriche: rimozione dei peli tramite ago o morsetto.

Controindicazioni nell'applicazione di trattamenti estetici:

- Evitare la manipolazione di lesioni cutanee sulla pelle.

- I trattamenti estetici sono controindicati nei processi infettivi, al fine di non contribuire alla generazione dell'infezione.

- In disturbi vascolari che portano al ristagno di sangue.

- Alcune lesioni cutanee sono controindicate.

Protocollo di depilazione

Prima della realizzazione di qualsiasi metodo di depilazione, l'estetista deve verificare se il paziente presenta una lesione cutanea che controindica il trattamento.

1. Applicare misure di biosicurezza.

2. Avere i materiali e i prodotti pronti per essere applicati.

3. Preparare il paziente offrendo la massima attenzione e informazioni sul trattamento e compilando il file del paziente.

Processi:

1. Pulire l'area da rimuovere con alcol gel.

2. Metti la polvere.

3. Con il bastoncino di legno applichiamo la cera, facendo attenzione a non macchiare.

4. Quindi posizioniamo il tessuto sull'area cerata e nella direzione opposta alla crescita dei peli, tiriamo una rapida trazione proiettata il più possibile per tirare la pelle in modo che faccia meno male.

5. Al termine, pulire con l'olio e quindi applicare il gel lenitivo o il gel ritardante di crescita.

CAPITOLO 6

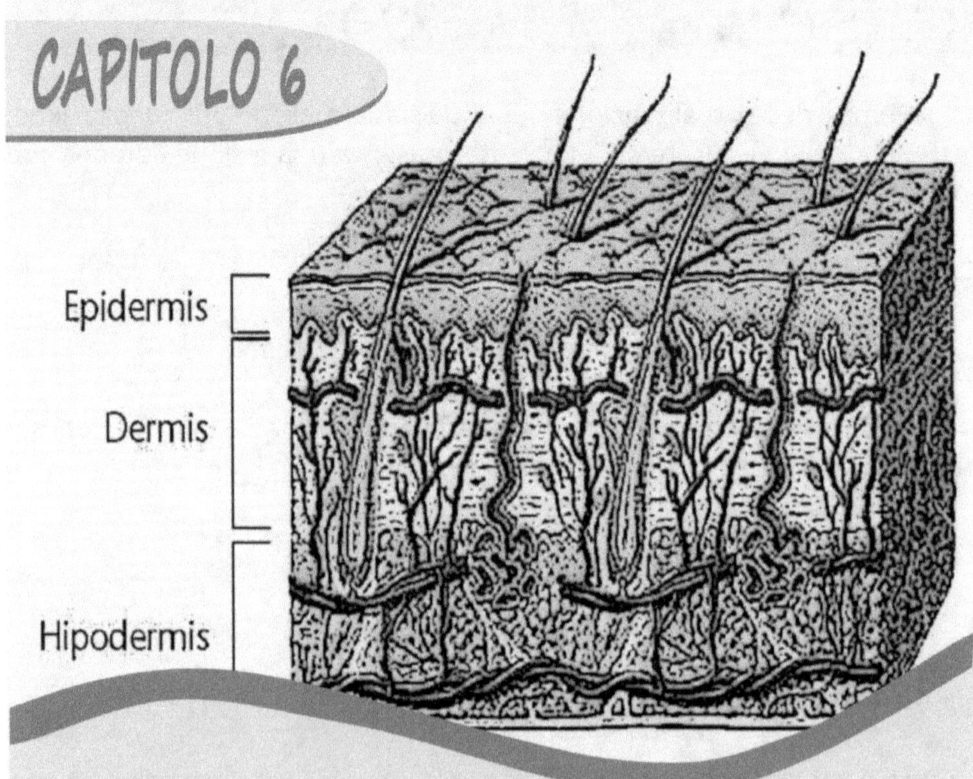

ANATOMIA

- Organo cutaneo
- Sistema circolatorio
- Sistema linfatico
- Apparato locomotore

Anatomia

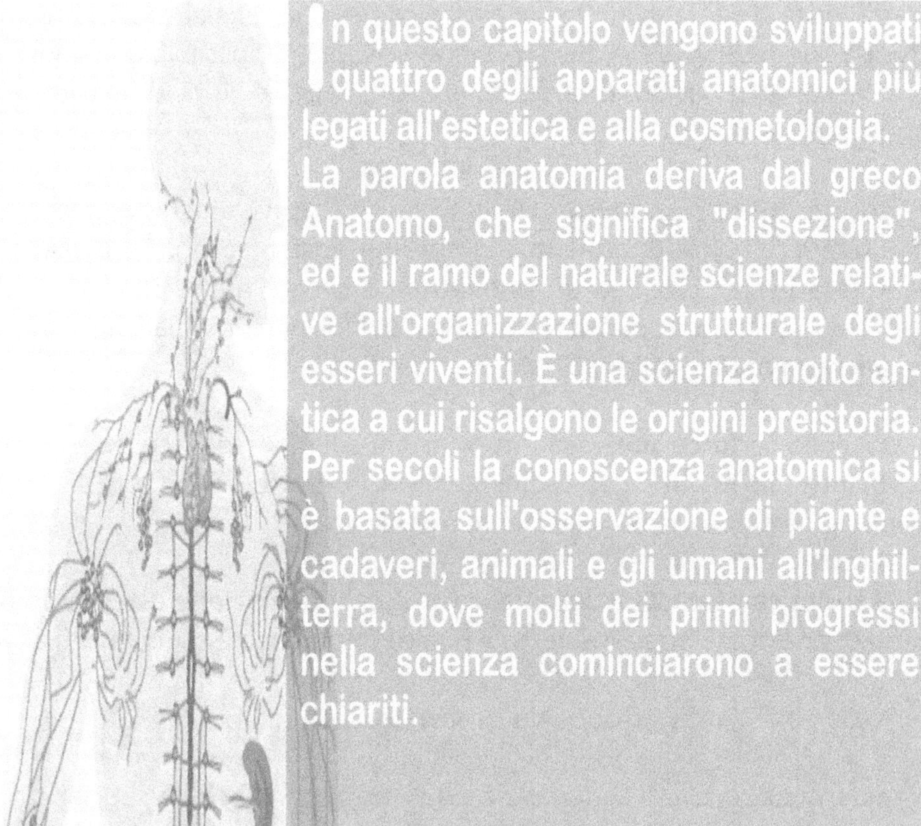

In questo capitolo vengono sviluppati quattro degli apparati anatomici più legati all'estetica e alla cosmetologia. La parola anatomia deriva dal greco Anatomo, che significa "dissezione", ed è il ramo del naturale scienze relative all'organizzazione strutturale degli esseri viventi. È una scienza molto antica a cui risalgono le origini preistoria. Per secoli la conoscenza anatomica si è basata sull'osservazione di piante e cadaveri, animali e gli umani all'Inghilterra, dove molti dei primi progressi nella scienza cominciarono a essere chiariti.

Quindi la fisiologia è inseparabile dall'anatomia, che a volte è chiamata anatomia funzionale. L'anatomia, che è una delle scienze di base della vita, è strettamente correlata alla medicina e ad altri rami della biologia.

Organo cutaneo

La pelle è l'organo che circonda il nostro corpo, copre l'intero organismo, è una barriera protettiva tra l'ambiente interno ed esterno. Ha un valore estetico indiscutibile e costituisce la materia prima su cui lavora il professionista dell'estetica. Per questo motivo, è essenziale acquisire una profonda conoscenza della sua struttura, funzione e possibili alterazioni al fine di essere in grado di selezionare e applicare il trattamento più appropriato.

Lo strato esterno o la frontiera del nostro corpo come mezzo esterno non è semplicemente una busta che copre il nostro corpo. È un sistema organizzato e costantemente rinnovato che svolge molte funzioni, così tante che gli danno lo status di organo, quindi per nominare la pelle si parla anche di organo cutaneo.

La pelle fornisce preziose informazioni sulla persona come possibili disturbi interni e le nostre abitudini igieniche. È molto importante sia nella sua immagine esterna che nelle sue relazioni esterne.

L'abilità caratteristica della pelle fornisce una funzione estetica come organo di presentazione attraverso il quale l'apparenza è esposta agli altri.

Nella pelle due strati sono differenziati:

• L'epidermide, è la più superficiale ed è formata da cellule specializzate per formare una barriera protettiva.

• Il derma è costituito da cellule e fibre incluse in una sostanza fondamentale.

• Ipoderma, è sotto il derma ed è il tessuto adiposo.

I tipi di cellule da evidenziare nell'epidermide sono: cheratinociti o cellule epiteliali e melanociti. I cheratinociti costituiscono una barriera protettiva, si dividono e migrano verso strati superiori che formano i diversi strati epidermici. Più tardi cadrà, mentre altri cheratinociti ascendono, in questo modo è garantito il rinnovamento cellulare. I melanociti producono la melanina, responsabile del colore della pelle e dei capelli.

L'epidermide è costituita da quattro strati di cellule, eccetto che nei palmi delle mani e nelle piante dei piedi con cui vi sono cinque quando appare lo strato lucido. Questi strati epidermici sono:

- strato basale. • Strato spinoso

- Strato granulato • strato lucido

- Strato corneo

Nell'epidermide, il rinnovamento cellulare è costante. La perdita di cellule morte dello strato corneo viene compensata dalla divisione delle cellule dello strato basale, rinnovando gli altri strati.

La cheratinizzazione epidermica comprende la migrazione delle cellule verso strati più alti, le trasformazioni subite dalla cellula durante il percorso e la desquamazione cellulare.

Durante l'ascesa, la cellula viene trasformata in corneocita. I cambiamenti che avvengono sono morfologici, vale a dire che gli organelli cellulari e biochimici sono appiattiti e scompaiono, legati alla sintesi della cheratina.

La cheratina è una proteina che ha una funzione protettiva, impermeabilizza la pelle e fornisce resistenza ai fattori meccanici.

Il processo mediante il quale la melanina si forma nei melanociti è chiamato melanogenesi. La melanina è un pigmento che determina il colore della pelle e dei capelli. I melanociti sintetizzano la melanina che viene trasferita ai cheratinociti vicini, che la trasportano e la distruggono.

Sistema circolatorio

Il sistema circolatorio del sangue è di grande importanza perché è responsabile del trasporto di nutrienti, ossigeno e fattori regolatori a tutti gli organi e i tessuti del corpo per funzionare. Inoltre, è anche responsabile dell'eliminazione dei prodotti di scarto, controllando la temperatura. Per il professionista dell'estetica, è importante avere una buona conoscenza di alcune parti di questo dispositivo, come la posizione dei vasi del sistema venoso, la pressione del sangue, quale direzione trasporta il sangue attraverso le arterie e le vene e i problemi estetici relativi a questo dispositivo. , poiché attraverso il suo intervento può migliorare il suo funzionamento e talvolta evitare alcuni problemi.

È costituito dal cuore, che è un organo che esercita l'effetto di una pompa, guidando il sangue con un certo flusso e pressione. I vasi sanguigni sono il circuito attraverso il quale il sangue circola in ogni organo del corpo.

La microcircolazione è il processo mediante il quale avviene lo scambio di nutrienti e ossigeno nelle cellule dei capillari.

Il massaggio può facilitare il ritorno venoso del sangue al cuore usando diverse tecniche, sia manuali che meccaniche.

Molte delle alterazioni del sistema circolatorio possono essere curate da professionisti dell'estetica. È importante conoscere la direzione del sangue e la sua pressione nei vasi attraverso i quali passa al momento dell'applicazione di un massaggio. Ci sono molte tecniche di massaggio, sia manuali che meccaniche che possono essere usate per trattare problemi circolatori.

Problemi estetici legati al sistema circolatorio

Di seguito sono elencati i diversi problemi estetici che possono essere trattati dal professionista estetico per migliorare la salute dei propri clienti.

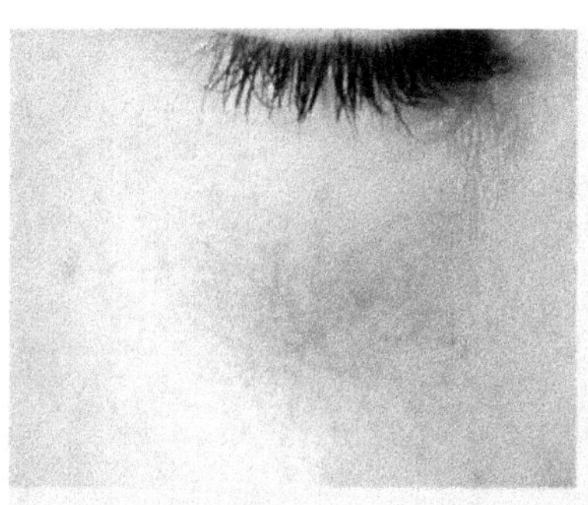

• Eritrosi

È una colorazione rossastra della pelle o un eritema rosa chiaro prodotto da alterazioni arteriose, costituito da a arrossamento permanente in alcune parti del viso, come il naso o le guance.

• Cianosi

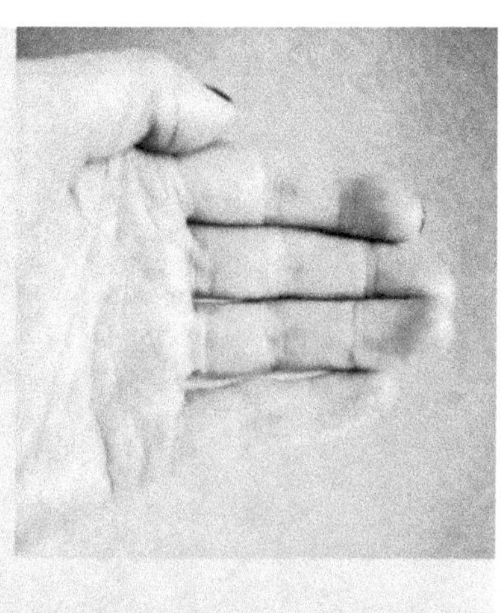

È la colorazione bluastra della pelle, delle mucose e dei letti inguinali, solitamente dovuta alla presenza di concentrazioni uguali o superiori a 5 g / dl di emoglobina, senza ossigeno nei vasi sanguigni vicino alla superficie della pelle o dei pigmenti anomali di emoglobina nei globuli rossi o nei globuli rossi. Perché la quantità e non una percentuale di emoglobina deossigenata, è più facile trovarla negli stati con un aumento del volume di sangue rosso cellule o policitemia che in quei casi con una diminuzione della massa di eritrociti o anemia. Può essere difficile da rilevare in pazienti con pelle molto pigmentata.

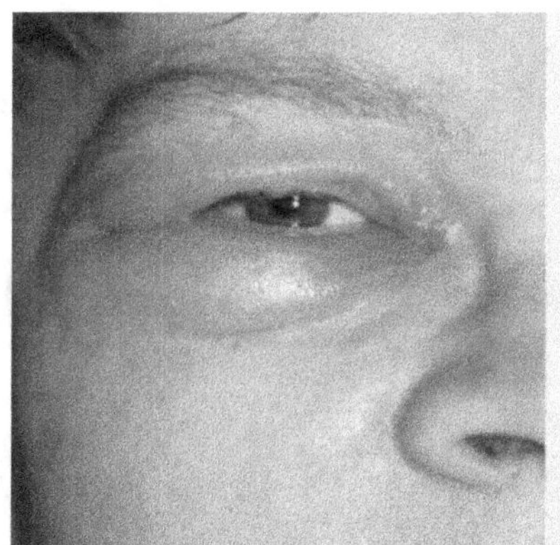

• Edemi

L'edema, noto anche come idrope, è l'accumulo di liquido nello spazio del tessuto intercellulare o interstiziale in aggiunta alle cavità dell'organo. Questa condizione è considerata un segno clinico. Viene verificato su base inter-giornaliera, cioè, un giorno in mezzo, e quando è fattibile, il controllo dell'area interessata viene misurato con un nastro metrico in millimetri. Questo effetto si nota quando si verifica una bruciatura solare in caso di edema e arrossamento. È caratterizzato dal effetto che dopo aver stretto quella zona che rimane bianca per alcuni secondi fino a tornare allo stato precedente.

• Eritema

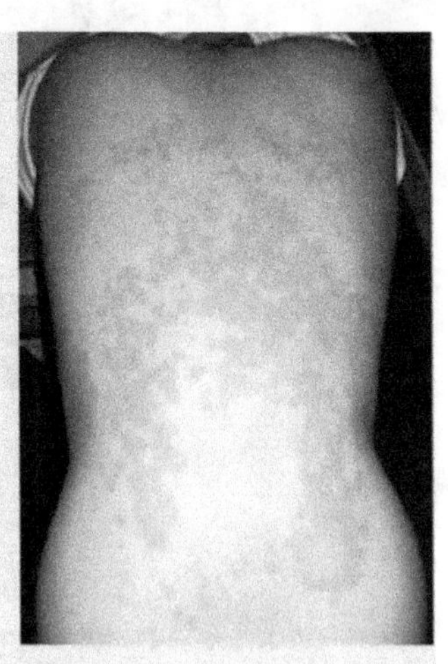

È un termine medico dermatologico per un arrossamento
della pelle causato da un'infiammazione dovuta ad un eccesso di sangue fornitura attraverso la vasodilatazione.
L'eritema è un segno di varie malattie infettive e della pelle. Con quest'ultimo, sembra all'interno della prima efflo-
rescenza. Nella maggior parte dei casi scompaiono senza
difficoltà e le lozioni possono essere applicate.

• Rosacea

È una malattia comune e cronica che è caratterizzata
da un arrossamento nella parte centrale del viso con
periodici esacerbazioni e remissioni. La sua causa è
la ritenzione della secrezione delle ghiandole sebacee
della pelle. Quando la rosacea progredisce possono
svilupparsi altri sintomi come eritema semi-
permanente, teleangiectasie, papule, pustole, arrossamento degli occhi, bruciore, bruciore e prurito. In
alcuni casi c'è un arrossamento evidente nel naso e lo
è chiamato rinofima.

• Telangiectasie e caparrosa

È caratterizzato da dilatazioni dei capillari del derma, ge-
neralizzate o localizzate. La parola deriva dal Tele-
angéion greco che significa nave distante, e da ectasia o
ectasia "dilatazione o espansione". Loro sono dilatazioni
di piccoli capillari e vasi superficiali noti come vene varicose con un diametro di 1-4 mm che pallido a la pressione del tocco.

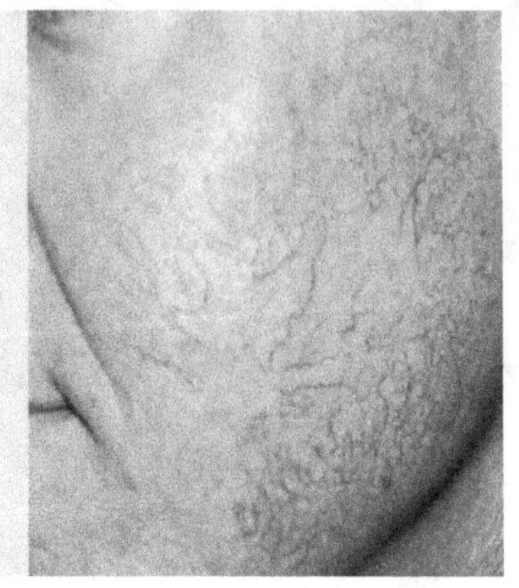

- Nevi vascolari

Sono proliferazioni di cellule melaniche. Questi sono quelli che danno colore alla pelle e alle mucose. Danno origine a macchie brune o nerastre sotto la pelle. Ogni persona ha un diverso tipo di nebulosa lunare, se ne vanno prima dei 20 anni di vita. Diventano grandi e più numerosi per tutta la vita, alcuni sono congeniti.

- Angiodermatite

È l'infiammazione dei vasi cutanei che si verificano nei piedi a causa di una insufficiente apporto di sangue. La dimensione della lesione può variare da molto piccola a coprire una grande parte della pelle.

- Stasi venosa superficiale

È una condizione che comporta la lenta circolazione del sangue nelle vene, di solito nelle gambe. La stasi venosa è un fattore di rischio per la formazione di trombi nelle vene, come nel caso delle vene profonde delle gambe nella trombosi venosa. La causa della stasi venosa comprende lunghi periodi di immobilità, riposo a letto, divieto di guida o volo. Si consiglia l'uso di calze o cerotti ortopedici.

- Vene varicose e microvari

Sono vene dilatate, conosciute anche come vene varicose, che diventano tortuose e allungate con il passare del tempo. Micro varici o telangiectasie sono varici intradermiche superficiali e quindi acquisiscono un tono rossastro o viola. Sono più comuni nelle donne che negli uomini.

- Granulociti

I granulociti sono cellule del sangue caratterizzate dai modi di colorare gli organelli del loro citoplasma, in luce microscopica. È noto come leucociti polimorfonucleati, a causa delle forme variabili di nucleo che possono presentarsi. Tuttavia, questo termine può essere utilizzato impropriamente poiché è corretto solo per i neutrofili e non per i basofili, né per gli eosinofili. Esistono tre tipi di granulociti nel sangue umano: neutrofili, eosinofili e basofili.

Sistema linfático

O sistema linfático é um sistema de "fuga" para o corpo, localizado paralelo ao sistema circulatório do sangue. Sua função é recolher resíduos, através de vasos linfáticos, fluido intersticial que rodeia as células, formando linfa. Este é refinado nos gânglios linfáticos e retornar o sangue de volta.

Além de exercer uma função de limpeza, também activa na função de protecção, uma vez que são os principais centros de defesa do organismo, onde eles são armazenados e linfócitos multiplicadas. A possibilidade de realizar uma massagem de drenagem linfática nos permite intervir diretamente neste processo porque podemos estimular a circulação da linfa.

Executa funções diferentes:
• Recolha resíduos produzidos pelas células ou encontrado no fluido intersticial que rodeia como proteínas, restos celulares, e outros microrganismos.

• Retorna o sistema circulatório sanguíneo, tecido infiltrado no plasma, mantendo assim a concentração de proteína do fluido intersticial, que não realizado fieira.

• Realiza tarefas absorção e transporte de gordura da área abdominal.

Organi linfatici

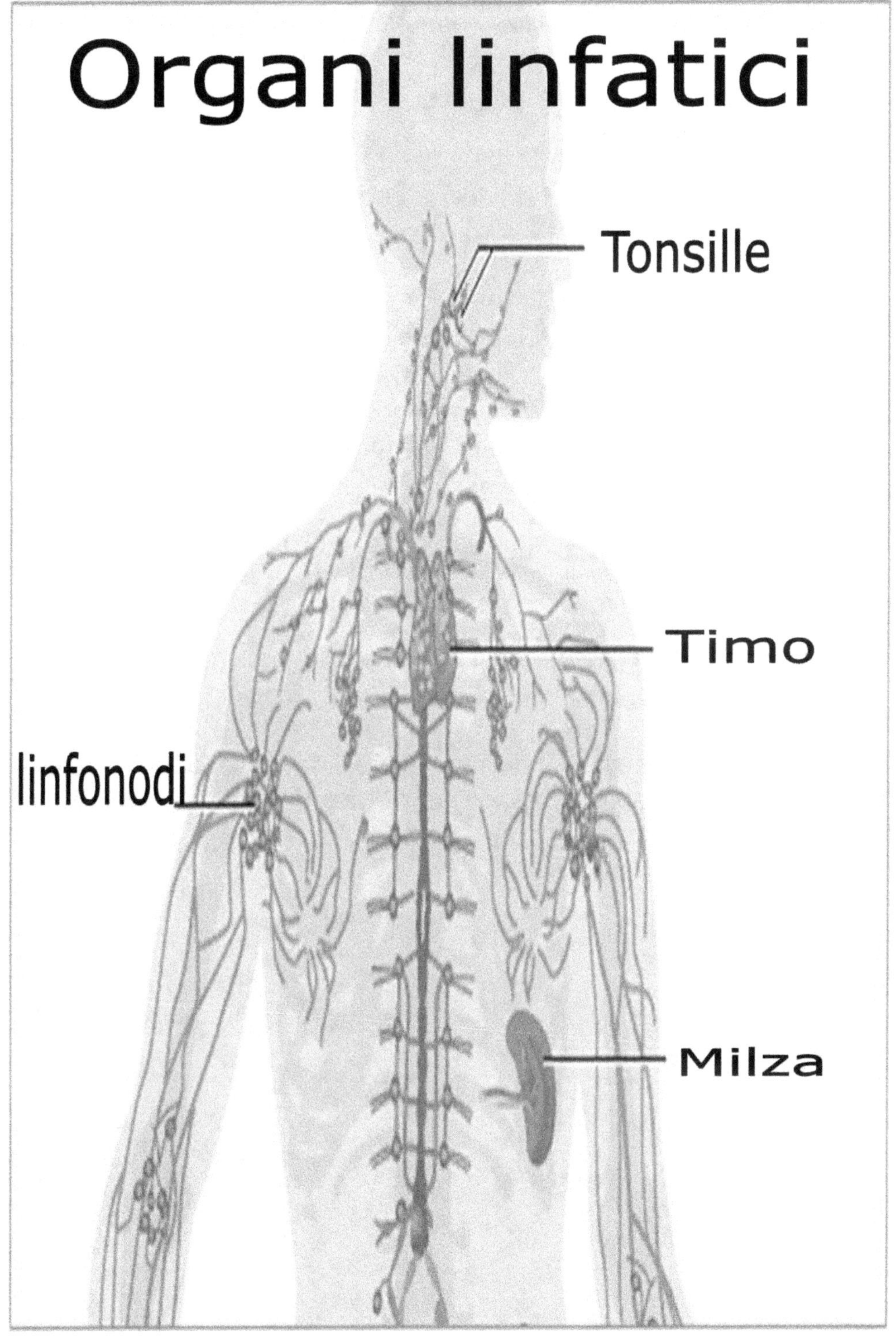

Questo sistema non ha alcuna pompa che guida la linfa attraverso i vasi, come accade con il cuore nel sistema circolatorio, ma lo fa con sistemi simili a quelli visti in precedenza come valvole, contrazione muscolare e altri.

È formato da una vasta rete di vasi, chiamati vasi linfatici, motivo per cui la linfa viene trasportata attraverso gli organi linfatici noti come linfonodi.

Il sistema linfatico è un sistema parallelo al sangue che è responsabile della raccolta dei rifiuti prodotti nei tessuti, li filtra e li restituisce al sangue, al sistema venoso. I linfonodi sono responsabili della pulizia della linfa e della maturazione delle cellule importanti quanto i linfociti.

Per il futuro professionista dell'estetica è importante conoscere la posizione del flusso linfatico per svolgere il suo lavoro con la massima efficienza possibile.

Il drenaggio linfatico manuale è un tipo di massaggio che facilita la circolazione linfatica agendo direttamente sui vasi sanguigni.

Le disfunzioni nel ritorno del flusso della linfa e gli accumuli di questo formando edemi, rappresentano affetti legati a questo sistema e all'estetica.

Linfonodi del corpo

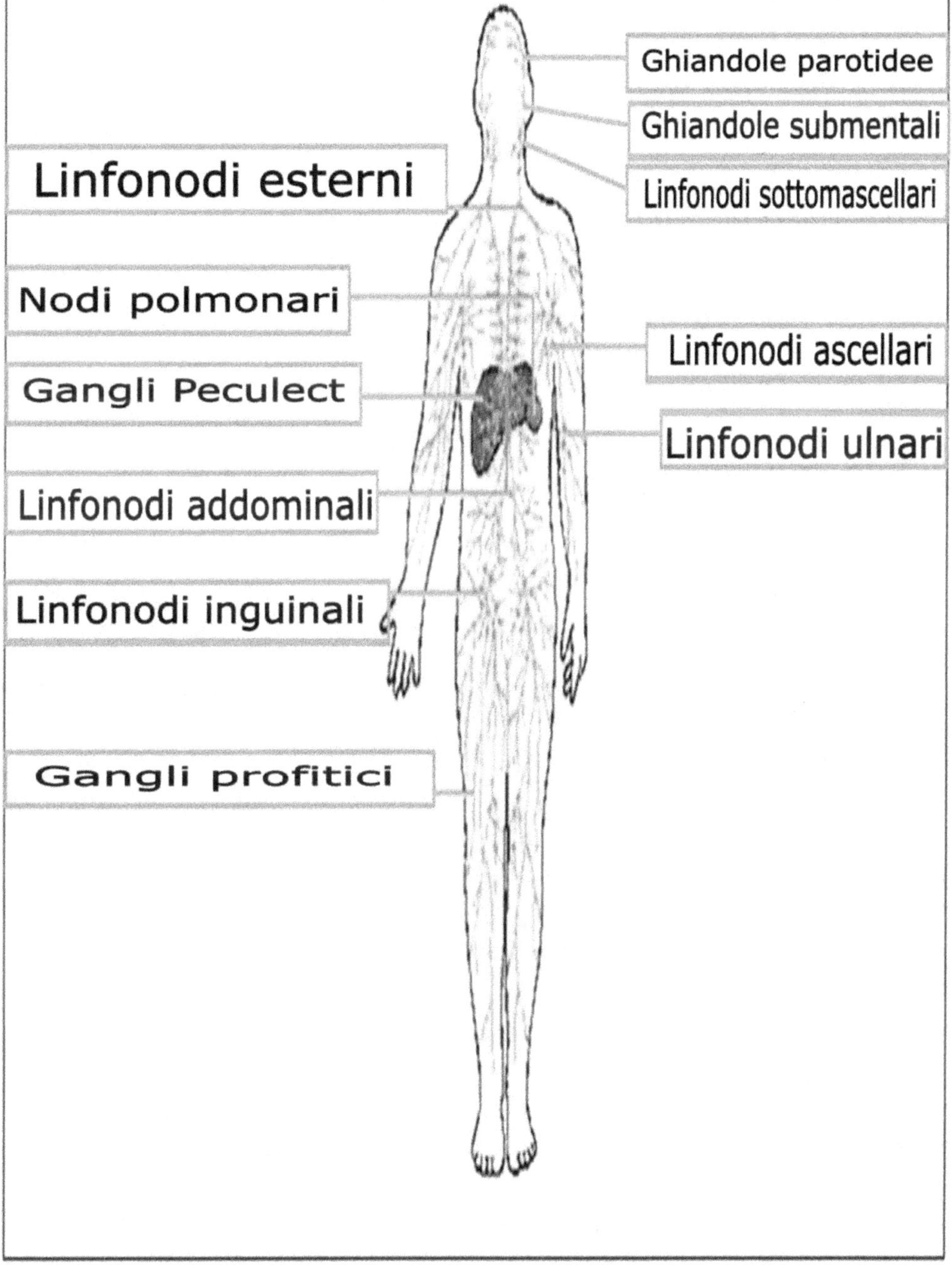

Apparato locomotore

L'apparato locomotore è diviso in due sistemi diversi, il sistema osseo e il sistema muscolare, collegati tra loro. La funzione dell'apparato locomotore è di fornire all'individuo i movimenti necessari affinché possa vivere, permettendogli di relazionarsi con il suo ambiente e di coprire i suoi bisogni fisiologici. A sua volta, è anche responsabile del mantenimento della struttura fondamentale del corpo, nonché della protezione di alcuni organi vitali.

Questo apparato è formato da ossa, muscoli, articolazioni e nervi e può soffrire di disturbi che influenzano il sistema locomotore producendo alterazioni e patologie che a volte possono essere trattate con trattamenti estetici. Pertanto, avere una buona conoscenza di questo dispositivo ti consentirà di sapere quali sono i processi estetici che possono essere eseguiti.

Il sistema osseo

Conosciuto anche come scheletro, è composto da oltre duecento ossa articolate. La sua funzione principale è quella di essere una struttura interna del corpo umano oltre a fornire supporto.

Le ossa sono le strutture che compongono il sistema scheletrico. Le funzioni eseguite dalle ossa sono le seguenti:

• Servono come supporto per l'inserimento dei muscoli.

• Forma la struttura che supporta e protegge gli organi.

• Costituiscono una delle principali riserve di calcio nel corpo, regolando il metabolismo del corpo attraverso uno scambio continuo con il sangue.

Le articolazioni sono strutture che uniscono le ossa per consentire il movimento e sostenere il peso del corpo mentre viene eseguito. Inoltre, hanno una capsula fibrosa rigida ricoperta da un liquido sinoviale che funge da lubrificante. Esistono tre tipi di articolazioni a seconda del loro grado di mobilità: immobili o sinartrosi, semi-mobili o anfiartrosi e mobili o diartrosi.

Il sistema muscolare

Questo sistema rappresenta il 30% del peso corporeo ed è formato da muscoli, che hanno la funzione di convertire i segnali nervosi o ormonali in un movimento meccanico.

Il numero di muscoli che possono essere trovati nell'organismo è di circa 600, con forme e dimensioni diverse e classificati in base alla funzione che svolgono. Una buona conoscenza di questo sistema permetterà di applicare, con risultati eccellenti come massaggio, drenaggio linfatico o correnti eccitomotorie per migliorare la circolazione e la sensazione di affaticamento o dolore muscolare. Sebbene ci siano alcune controindicazioni a questi trattamenti in caso di lesioni specifiche.

Il funzionamento dei muscoli è molto simile a quello di un motore perché consuma carburante sotto forma di cellule di trifosfato di adenosina ATP e produce effetti meccanici come la contrazione muscolare.

I tipi di tessuto muscolare possono essere classificati in base alla funzione che svolgono, quindi abbiamo i seguenti gruppi.

• Muscoli scheletrici: questi sono i più importanti in quanto rappresentano il 40% della massa corporea e sono così chiamati perché i muscoli sono inseriti nello scheletro. È anche conosciuto come muscolo striato, a causa della sua struttura con striature trasversali o volontarie perché la sua contrazione è volontaria ed è controllata dal sistema nervoso centrale in molti casi.

• Muscoli lisci: la loro contrazione è involontaria, cioè sono innervati dal sistema nervoso autonomo. Hanno cellule allungate, non formano un tessuto omogeneo, ma sono associate ad altri tessuti che danno origine ad altri organi.

• Muscolo cardiaco: ci sono altri gruppi che non hanno tanto interesse nel campo dell'estetica, come il muscolo cardiaco, che corrisponde a una specializzazione del tessuto muscolare responsabile del movimento dei battiti cardiaci dallo stato embrionale a quello morte dell'individuo. Di seguito sono riportati i grafici dei principali muscoli del viso e del corpo.

Muscoli della testa

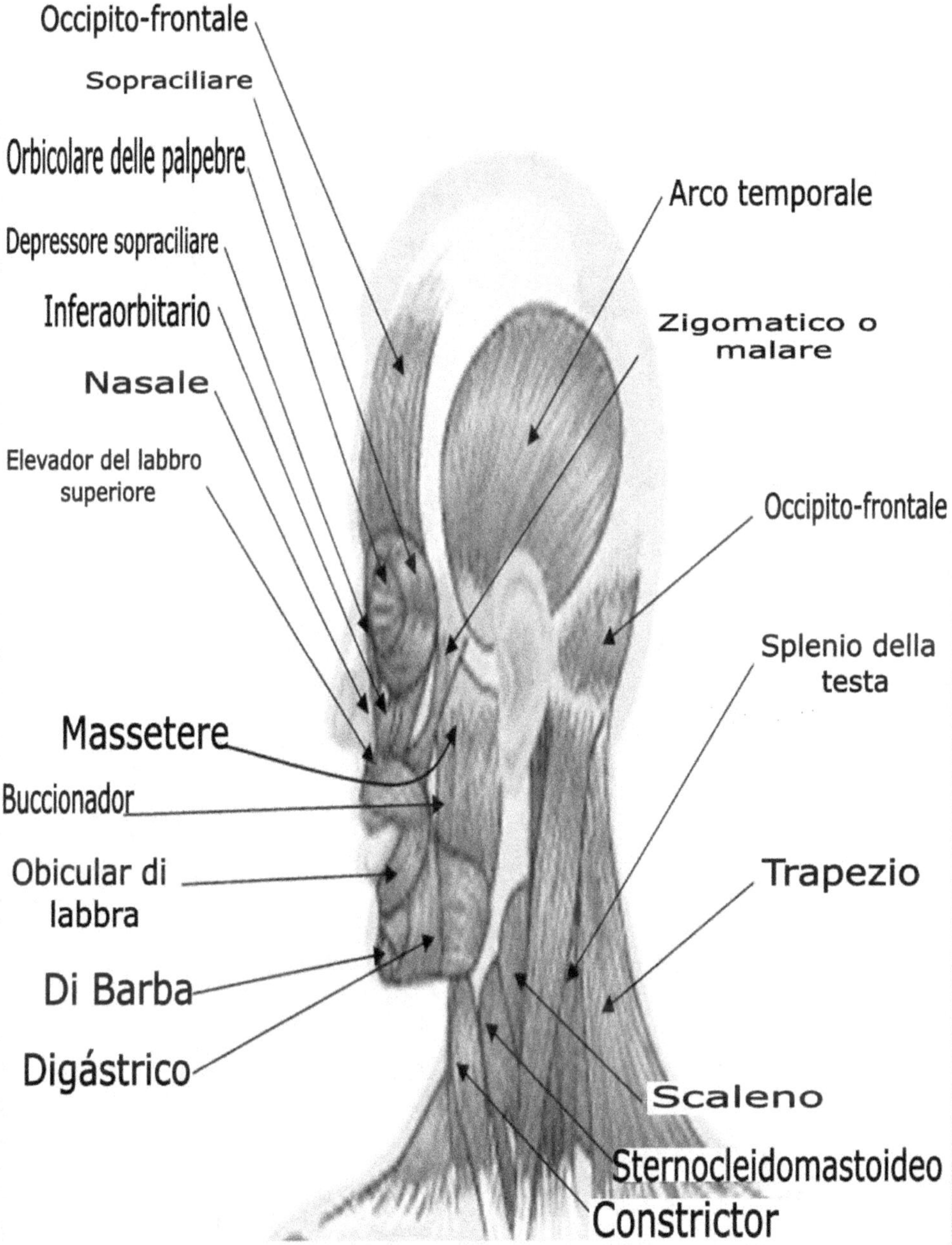

Muscoli del corpo

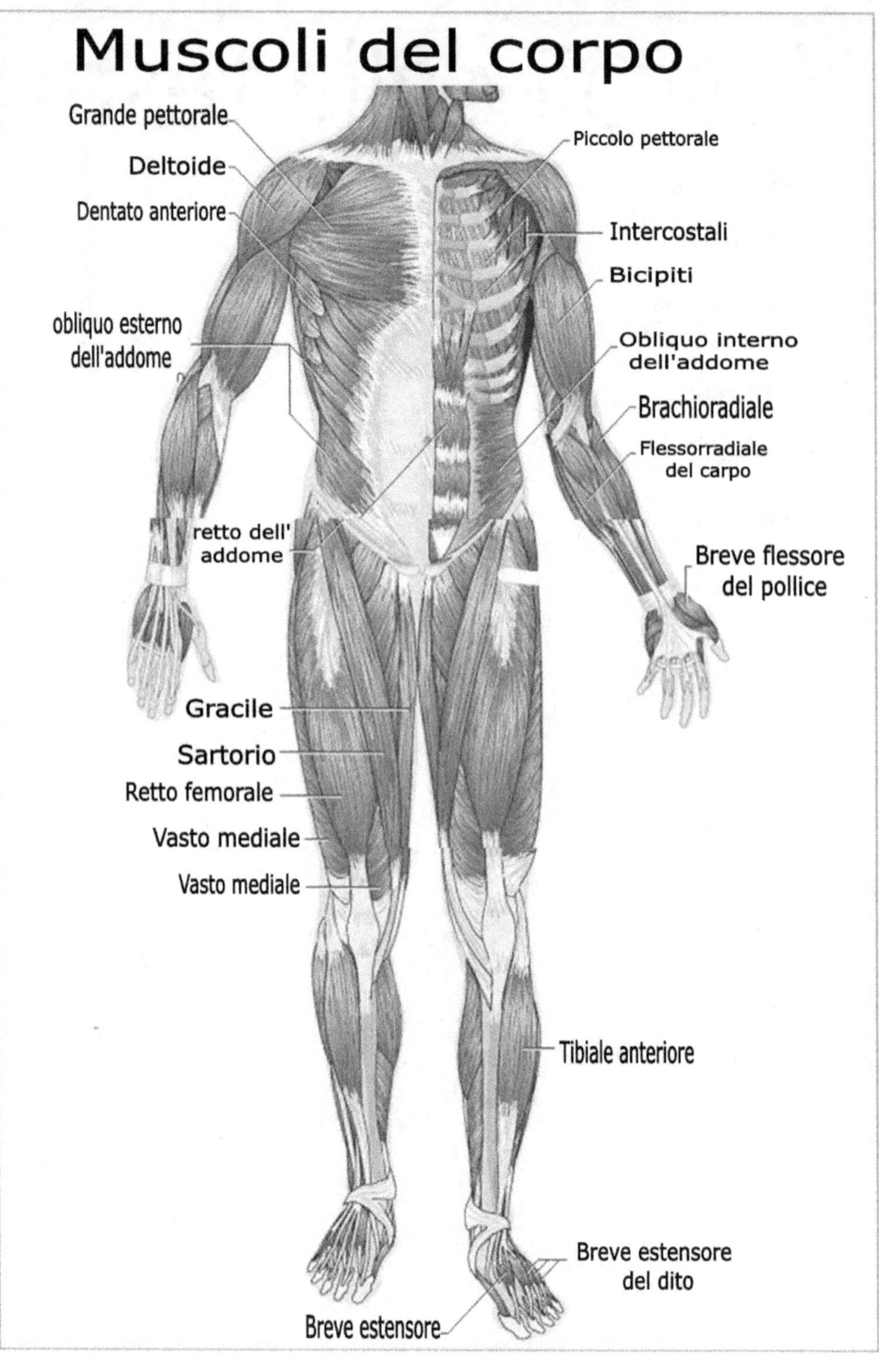

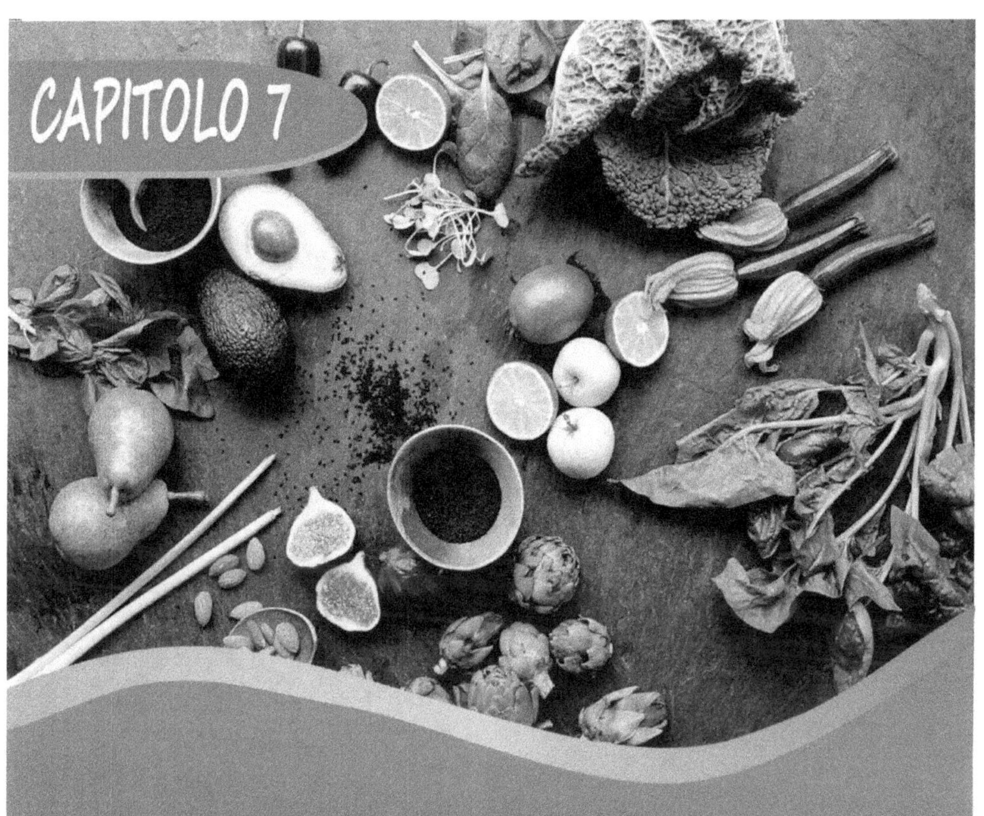

CAPITOLO 7

Nutrizione

- Verdure
- I frutti
- I grani
- Le carni
- Specie e condimenti

- Piante medicinali
- Obesità e calorie
- Grafici dietetici
- Il sistema digerente

Nutrizione

La piramide nutrizionale si distingue sempre di fronte alla tentazione di piacevoli opzioni al palato. Ma a nutrizione ricca di buone sostanze nutritive con eccesso di sostanze cattive, come nel caso del cibo spazzatura; Non è esattamente la versione corretta di una vita sana. Così negli ultimi anni abbiamo visto la parata del naturismo, della dieta mediterranea, della dieta della zona, la dieta paleo e una vasta lista di opzioni per tutti i gusti, che promettono una longevità e una salute stabile prima delle continue minacce ambientali.

Si ritiene che la nutrizione abbia un effetto diretto sull'invecchiamento cellulare attraverso i radicali liberi e gli antiossidanti. Il metabolismo può essere riassunto come il processo in cui l'organismo lavora per convertire una cellula in una molecola di energia o ATP che funziona sempre. Il livello intracellulare corrisponde al nucleo e extracellulare ai componenti della membrana. I fattori estrinseci sono la vita stessa e il cibo.

Due tipi di funzioni che le cellule soddisfano nel corpo sono anabolismo, che si riferisce all'accumulo e alla riserva di nutrienti nel fegato e in altri organi. Poi vanno di pari passo con il catabolismo che è responsabile dell'ossidazione cellulare dopo essere stato usato e ridotto tutte le sostanze.

Dipende da diversi fattori intrinseci che non possono essere controllati, mentre i fattori estrinseci possono essere controllati. Possono essere monitorati con un nutrizionista, estetiste e endocrinologi.

Le ghiandole endocrine sono organi specifici situati in tutto il corpo che rilasciano sostanze chiamate ormoni. Ad esempio, le tiroidi rilasciano la tiroxina, mentre il midollo osseo assorbe il calcio e libera la calcitonina.

I nutrienti sono classificati in base alla loro quantità richiesta e sono suddivisi in macronutrienti, che sono quelli che richiedono all'organismo di funzionare in quantità maggiori e sono carboidrati, proteine o amminoacidi e carboidrati o glucidi. E troviamo anche i micronutrienti che sono quelli che richiedono la minor quantità di vitamine e minerali.

I nutrienti sono classificati in base alla loro funzione energetica come lipidi e zuccheri usati come carburante per il corpo, la funzione plastica di trasformare le proteine e la funzione regolatrice che è responsabile della rigenerazione del metabolismo attraverso vitamine e minerali.

Tra i tipi di nutrienti presenti nei carboidrati o carboidrati, anche gli zuccheri noti, sono suddivisi in:

• Semplice - glucosio, galattosio (latte), fruttosio (frutto)

• Doppio maltosio (cereali), zacarosa (canna), lattosio (latte)

• Complesso - amidi (amidi e farine), pectina (buccia di alcuni frutti), cellulosa (stevia vegetale più comune)

Verdure

È all'interno di questo gruppo che si trovano le verdure. Non solo sono quelli dei tuberi, ma ci sono anche altre caratteristiche. Il corpo umano è costituito da quattro elementi chimici che sono ossigeno (65%), azoto (3%), idrogeno (10%) e carbonio (18%).

Oltre ad altri minerali come calcio, zolfo, potassio e fosforo di cui, secondo gli esperimenti condotti con i ratti di laboratorio quando furono eliminati dalla dieta, c'erano gravi carenze nel funzionamento di alcuni organi.

Sicuramente hai mai sentito parlare di cavoli, carote, aglio e molti altri. Bene, anche queste sono verdure e dobbiamo riconoscere che non fanno parte della dieta dei vegetariani. Indubbiamente, la considerevole quantità di alcune delle principali vitamine, minerali, zuccheri, fibre alimentari e grassi che queste contengono sono motivi sufficienti per includerle nel nostro piatto da qualsiasi colazione o pranzo in cui abbiamo l'urgente bisogno di ingerire qualsiasi cibo che lasci noi la sensazione di pienezza

Si sa anche che la quantità di calorie che hanno, rispetto alle proteine delle carni, è inferiore; caratteristica ideale nel caso di persone che evitano il sovrappeso.

Quali sono i vantaggi di includerli nella nostra dieta?

Tra questi carboidrati, chiamati anche carboidrati, ci sono una varietà di opzioni da foglie, gambi, bulbi e radici commestibili.

In primo luogo, ci sono verdure a foglia verde che hanno vitamine come E, che è considerata per aiutare il sangue, i muscoli, così come il sistema sessuale e che è in oli vegetali, oltre alla vitamina K che ha un importante rapporto con la coagulazione del sangue. Delle vitamine del complesso B, in quantità paragonabile a quella di cereali, cereali e legumi; le foglie verdi hanno vitamina B5 e B6, che aiutano nel metabolismo di carboidrati, grassi e proteine. Così ha anche vitamina C e acido folico e minerali come magnesio antiacido e ferro che influenzano il numero di globuli rossi e malattie come l'anemia. I più importanti sono la lattuga, che viene mangiata senza condimento per migliorare la digestione e l'irrigazione della bile. Il cavolo, è un altro ortaggio a foglia con molte proprietà immunologiche per contenere l'azoto, così anche gli spinaci e il crescione o la bietola contengono vitamina A.

In un altro gruppo ci sono le verdure di gambo. Il più noto è il sedano, un ortaggio a gambo morbido le cui foglie tenere sono anche commestibili. Le proprietà naturali sono attribuite per espellere i gas digestivi, evacuare regolarmente l'urina e per migliorare le malattie del fegato come l'ittero e il migliore di tutti, il suo contenuto di fosforo aiuta il cervello a mantenere la sua concentrazione. Altre verdure di gambo sono anche erba cipollina e prezzemolo.

Poi ci sono le radici che vanno dalla carota, la rapa, il ravanello, la barbabietola, la manioca e la patata dolce; tra i più noti. Contengono vitamine come A, che nella carota è un nutriente eccellente per migliorare e mantenere una buona vista, controlla la diarrea e rivitalizza l'organismo in generale. La rapa e il ravanello hanno proprietà favorevoli per il funzionamento del fegato e dei reni. Le barbabietole dolci sono attribuite a proprietà caloriche, vale a dire danno energia per il loro contenuto proteico, con vitamine A e B5, B6, biotina; che dovrebbe essere nel contenuto giornaliero della nostra dieta e fibra.

D'altra parte sono i tuberi come patate e patate dolci il cui valore nutrizionale si trova principalmente nella pelle in modo che possano essere sbucciati e conservati in acqua per essere usati come condimento insieme agli stufati. Inoltre, i più noti per la loro economia sono yucca, yam, otoe e il ceppo, che non hanno un alto contenuto di vitamine, rispetto alle specie di patate migliorate che sono commercializzate, ma hanno un contenuto di amido e proteine. che sono coinvolti nella sintesi delle catene enzimatiche nel metabolismo. Un altro tubero leggermente meno usato ma abbastanza necessario per l'organismo è lo zenzero, che è una radice piccola e carnosa con un leggero sapore speziato che viene utilizzato in alcune ricette asiatiche essendo un ingrediente peculiare nelle ricette. Serve come tè caldo per la tosse e la tubercolosi, oltre a contribuire a prevenire vertigini e nel sistema riproduttivo femminile allevia il disagio mestruale.

Un prodotto della natura che dovrebbe anche essere incluso tra i bulbi o le radici sono i funghi, che nelle loro varie specie commestibili e non velenose, sono funghi e funghi. Questi hanno vitamina D e proteine utili nel funzionamento del corpo per il suo sapore acido e extra carnoso.

I bulbi sono altre verdure come la cipolla, che è la più depurativa delle verdure a causa delle sue proprietà rubefacenti, oltre ad evitare le malattie del sistema nervoso, urinario, osseo e cutaneo. Oltre a eliminare i parassiti dall'intestino e tonifica il cervello. Ha vitamine A e B. Il suo apparente ortaggio è l'aglio, che è un ottimo regolatore muscolare e nervoso, motivo per cui è ampiamente usato in cucina per prevenire le malattie cardiache. Oltre ad avere una leggera capacità anti-infettiva come quelle delle orecchie.

Finalmente ci sono le verdure ai fiori. I broccoli, il coliraban, il cavolo e il cavolfiore sono quelli che sono classificati come tali. Questi ultimi due hanno il potenziale di irritare il sistema digestivo nelle persone con una nutrizione debole, quindi dovrebbero essere preferibilmente accompagnati con altri vegetali ricchi di fibre come carote e barbabietole e minerali come l'aglio, sempre. Hanno vitamina B6, biotina che sono importanti nel metabolismo giornaliero degli amminoacidi, oltre ai minerali come il calcio, il cloro che aiutano nel mantenimento delle ossa, la coagulazione del sangue e la trasmissione dei nervi e lo iodio che migliorano il funzionamento delle ghiandole tiroidee che controllano il metabolismo e la crescita.

I frutti

Sono gli organi femminili evoluti in un insieme carnoso dai gambi di arbusti legnosi, cespugli e piante legnose. Quando sono maturi, la maggior parte dei frutti cambia il loro colore verde a toni più gialli e rossastri, ottenendo grande morbidezza e dolcezza.

Le famiglie botaniche di piante del regno vegetale che producono frutti commestibili sono varie, potendo così trovare in una famiglia una pianta che ha frutti e un'altra della sua stessa famiglia che fiorisce soltanto.

È così che, attraverso l'impollinazione dei fiori, vengono migliorati attraverso il campo della scienza applicata nelle fattorie agricole in tutto il mondo per l'esportazione.

Quanti tipi di frutta ci sono?

Tutti abbiamo sentito affinità per alcuni frutti in particolare, anche quando sono mescolati con la grande varietà di prodotti derivati da zuccheri e dessert.

La classificazione dei frutti stessi, non ancora specificata all'interno dell'insieme delle opere indagate, ma per la comprensione, questo lavoro ha organizzato i cinquanta più conosciuti in base alla loro relazione botanica, consistenza e gusto al palato.

FRUTTA ACIDI: ananas, frutto della passione, limoni, arance, pompelmi, mandarini, mele verdi. L'acido ascorbico o vitamina C è una sostanza nutritiva che è presente in quantità maggiori negli agrumi rispetto ad altre piante. Il corpo non può immagazzinare questa vitamina, come con le proteine e la vitamina A, quindi devono essere consumati quotidianamente per una buona salute. Questo agisce all'interno del corpo accanto alla proteina del collagene che è responsabile del sostegno delle strutture del corpo come ossa e denti. La sua mancanza è associata a malattie come lo scorbuto e le emorragie.

FRUTTA DI FRAGOLA: Papaya, Mamone, Banana o Banana, Banane, Mango, Mamas, Cacaos (Cioccolato), Guaiave, Guanábanas, Panefrutta, Nonis. Sono frutti ricchi di antiacidi che vengono prodotti in zone tropicali da cui estraggono anche il loro lattice a cui vengono dati vari usi industriali. Contiene papaina, un enzima che dirige le proteine nel metabolismo. Un altro dei frutti dell'albero del latte sono le banane che hanno un alto contenuto di acqua, carboidrati regolari e solo una percentuale di grassi, proteine e fibre. La banana o banana è un frutto che è anche ricco di potassio che serve a mantenere l'equilibrio e i fluidi della base acida e la trasmissione del nervo in cui interviene la pressione sanguigna. Il mango è un frutto che nel suo stato verde è ricco di zuccheri dell'acido lattico, ideale nelle persone con problemi digestivi e di fermentazione intestinale. Maduro è un gustoso frutto ricco di zuccheri e fibre. Mamey e cacao sono alimenti con poltiglia ricca di acidi nitrosi che sono composti da triossido di azoto che mescolato con sali minerali stabilizzano il livello dei globuli bianchi nel sistema immunitario, che viene discusso di seguito.

FRUTTA DI TREPADORAS: Angurie, meloni, cetrioli e sottaceti. Appartengono alla stessa famiglia di viti i cui frutti sono duri e carnosi. Sono poveri di sostanze nutritive ma forniscono zuccheri, minerali e fibre nonché le loro proprietà depurative dei livelli di steroli nocivi come il colesterolo e gli astringenti, che si distingue per il suo gusto amaro occasionale in relazione al sistema del gusto e della lingua.

SEMI-ACIDI DI FRUTTA DOLCE: Mele rosse, uva, pomodori, prugne, mammiferi cinesi, pesche, albicocche, pesche, ciliege, pere, kiwi o bacche, mirtilli, fragole, lamponi, more. Ci sono molte qualità di questo gruppo di frutti. Le mele per il loro livello medio di acidità, avvantaggiano il corpo con la sua capacità di neutralizzare il livello di colesterolo e hanno vitamina C, così come il cloro e il potassio che bilanciano il fluido cellulare. Le uve hanno un'intensa capacità depurativa dallo stomaco al fegato e l'intestino che tonifica il cuore con il suo moderato livello di acidità. Questo vecchio frutto si trasforma in uvetta che mantiene intatto il suo contenuto nutritivo in zuccheri, fibre e calorie che lo rendono ideale per uno spuntino tra un pasto e l'altro. Simile a questo è il pomodoro che è una fonte di minerali come il cloro e il potassio e le vitamine A e C che aiutano a purificare il corpo delle sostanze purulente nella vescicola. Le prugne, le ventose, le pesche, le albicocche, le pesche e le ciliegie sono un gruppo della stessa famiglia di piante e si distinguono per il loro contenuto di vitamina C. La pera oltre alla vitamina C, ha parte del complesso B e piccole quantità di fosforo e iodio che influenzano la base acida e l'equilibrio tiroideo, quindi è attribuita la sua capacità di regolare la pressione sanguigna. Infine le bacche oi kiwi hanno anche zuccheri, vitamina C e livelli di acido folico che migliorano il metabolismo degli acidi nucleici.

FRUTTA SECCA E SECCA: Avocado, noci, mandorle, nocciole, castagne, caffè, cacao in palma, nances, nespole, olive, olive, girasoli. Questo è un gruppo di frutti molto ricchi di proteine e grassi. A partire dall'avocado che è un frutto ricco di grassi sani e insaturi che non aumentano il colesterolo del corpo se consumato con moderazione. È attribuito qualità rigenerative del sistema respiratorio, regolazione ossea ed emorragica nelle donne. Così come per il cuoio capelluto e la calvizie.

Noce, mandorla, nocciola e castagne sono noci di grande valore nutrizionale, fornendo al corpo abbastanza proteine o calorie rispetto ad altri frutti e fibre alimentari.

Il caffè è un frutto la cui bevanda estrae composti minerali e un alcaloide leggermente stimolante, la caffeina, sebbene produca reazioni fisiologiche tossiche. Le noci di cocco delle palme sono noci che crescono conservando un liquido lattiginoso ricco di proteine come la loro polpa bianca che ha un alto contenuto da cui viene estratto l'olio. Le nances, le nespole e le olive sono piccoli frutti gialli dolci che vengono raccolti e mangiati con un alto grado di acidi grassi.

Infine, vengono estratti frutti oleosi come olive e girasoli dai quali vengono estratti oli naturali di qualità polinsaturi e monosaturi, che sono altamente raccomandati per i pazienti a dieta povera di grassi trans e grassi saturi, invece di oli di palma. Questo è nelle persone con problemi cardiaci e obesità.

I grani

Sono piccoli e di semplice preparazione. Ci sono in una grande varietà in tutte le parti del mondo. Nel mezzo vegetale il suo valore nutrizionale è paragonabile solo a quello della carne e rappresenta la più grande fonte di cibo di tutta l'umanità nel corso della storia.

Sono anche inclusi nei carboidrati e nella famiglia delle erbe, quindi i cereali più consumati nel loro ordine di importanza sono riso, mais e frumento.

Il chicco di riso è il più popolare nella dieta di quasi la metà degli abitanti del pianeta. Studi condotti nell'ultimo decennio mostrano che la più alta concentrazione nutrizionale di riso si trova nella sua lolla, che ha proteine, vitamine del complesso B, E e K. D'altra parte, il grano bianco contiene il 25% di carboidrati e il minimo di minerali come ferro e iodio e proteine. Tuttavia, viene consumato cotto e bianco come cibo normale. Stimare il valore della crusca di riso come altri cereali è molto salutare.

Il mais è originario dell'America. Le culture indigene lo consumavano già da secoli prima che arrivassero i conquistatori spagnoli e questa era la base della loro dieta. Fu dal diciassettesimo secolo che iniziò a coltivare nel nord della Spagna e poi si diffuse in tutta Europa. La sua parte edibile è la pannocchia, che è il fiore femminile alla base e il maschio in punta. Cresce in mezzo a fibre setose come capelli o stimmi e foglie verdi, con un numero variabile di semi a forma di dente. Il suo valore nutrizionale è basato sul 13% di proteine e il 7% di grassi, oltre all'amido con pochi zuccheri. Viene coltivato per l'alimentazione dei suini, ma è anche usato in vari modi per il consumo umano.

Nel Nord America è già noto mangiarlo tostato in scaglie e, in America centrale è consuetudine schiacciarlo a secco per cucinarlo per la preparazione di tortillas, così come panna con latte, o terra già precotta per preparare tamales, che sono fatti dalla sua massa di riempimento di carne stagionata e spezie che sono rotolate in foglie di banana vegetale.

Il più vecchio di loro è il grano, il cui uso risale alla stessa preistoria nel Vicino Oriente. I suoi usi nella gastronomia sono vari. Si va dalle farine per fare tutti i tipi di dolci e persino di pasta. I cereali sono fatti anche da questo grano, intero con un alto livello di fibra alimentare che migliora il funzionamento dell'intestino crasso e mantiene la pelle snella e soda. Così anche il grano ha un alto contenuto di vitamine B complesso, C e minerali come ferro e zinco che fanno parte di una dieta quotidiana ed equilibrata.

Altri cereali meno conosciuti ma di uguale valore vitaminico sono l'orzo, l'avena e la segale. Il seme dell'avena è ricco di carboidrati (64%), fibra (12%), proteine (12%) e grassi (5%). Viene attribuita la proprietà di aiutare a livellare i livelli di grasso nel corpo e ad aggiungersi a prodotti industriali come gelati, cioccolatini e burri di arachidi.

L'orzo è consumato in alcuni paesi come cibo, ma in generale è commercializzato come bevanda di malto e fermentato per birra. Ha un contenuto di carboidrati al 67% e proteine al 12%. E la segale che un cereale viene ancora usato nelle zone temperate del nord Europa per fare il pane e fare i malti usati per fare il whisky.

Arachidi, soia e piselli: legumi che fanno quello che gli altri non possono.

Questi tre semi sono l'esempio più chiaro di legumi che sono caratterizzati dal loro frutto chiamato legume che è un baccello che avvolge i semi.

Si distinguono per essere molto ricchi di vitamine e proteine, una qualità che è spesso visibile dai suoi costi, più rispetto ad altri semi. Le arachidi sono una frutta secca utilizzata in pasticceria combinata con l'uvetta. È molto energico e nutriente poiché contiene il 20 e il 30% di proteine e il 40 e il 50% di grassi ed è una fonte di vitamine del gruppo B, che lo rendono un alimento ideale per integrare la dieta quotidiana. Anche chiamato arachide è originario del Sud America.

L'uso della soia, che si ritiene sia originaria del Sud-Est asiatico, è stata estesa a causa del suo contenuto di proteine e olio. Fagioli, fagioli e ceci sono altri legumi ricchi di proteine che completano la domanda giornaliera di vitamine del complesso B che influenzano entrambi il metabolismo e il funzionamento cellulare del corpo. Una polpa acida e un po 'dolce che è anche classificata tra questi sono i tamarindi che si sciolgono nella bevanda aiuta a regolare l'intestino.

Le carni

Se guardiamo al tavolo nutrizionale, possiamo immediatamente notare che le carni sono il cibo più completo fornito con i sette nutrienti del complesso vitaminico B e che hanno sette altri minerali necessari nel caso di carne bovina e amminoacidi. Per la nostra sopravvivenza questo vantaggio è in dubbio quando si affrontano alcuni aspetti negativi di seguire una dieta ricca di proteine della carne di bassa qualità o a basso prezzo.

Il principale difetto è che l'alto consumo di carni tende ad aumentare il livello di colesterolo nel corpo, che è un grasso animale o alcol steroidi che influenza il funzionamento cardiovascolare nelle persone sotto i 50 anni. Sebbene il colesterolo sia secreto dalle ghiandole sebacee del cuoio capelluto e della pelle, negli anziani a questa età con problemi di obesità, ipertensione, diabete e fumo; Queste malattie vengono aggiunte come fattori di rischio per un evento cardiovascolare e per soffrire di arteriosclerosi.

In un ordine di maggiore valore nutrizionale possiamo classificare le carni in quattro tipi.

Per prima cosa ci sarebbe la carne rossa, che è carne o manzo, ricca di vitamine del gruppo B e minerali, seguita da carne bianca, che sono uccelli, come polli, uova e tacchini con un po 'meno complesso di vitamina B, vitamina D e minerali come ferro, fosforo e zolfo che interferiscono nella formazione dell'emoglobina, delle ossa e della funzionalità epatica. Le uova di uccelli, che sono le più consumate nelle diete di molte persone in tutto il mondo, sono ricche di tre dei venti aminoacidi derivati dalla biosintesi delle proteine. La lisina che partecipa al 7% nella composizione delle proteine, la metionina che partecipa all'1,7% della composizione insieme all'insieme funzionale del minerale di zolfo e del triptofano che interviene nella formazione dell'ammide della vitamina B3 , noto come nicotinamide che funziona come un driver delle reazioni di riduzione dell'ossidazione. In questa respirazione cellulare interviene il ferro; contenuto in verdure a foglia verde, cereali, manzo e pollame, con il rame contenuto nell'acqua.

Poi ci saranno pesce, pesce, polipo, ostriche e tonno in scatola che, oltre a quelli che hanno carne, pollame e uova, contengono minerali essenziali come fosforo, zolfo, fluoro, iodio, selenio e zinco.

Infine, c'è carne di maiale che fornisce all'organismo solo vitamina B1 e oli e grassi saturi che forniscono almeno energia. Il che significa il suo basso costo rispetto ad altre carni e la necessità di accompagnarle sempre con abbastanza cereali, semi o legumi. Un'altra fonte di proteine sono derivati caseari che vengono estratti dalle ghiandole mammarie di mucche e altri animali come la capra a bassa frequenza. Il latte è un alimento liquido ricco di vitamine A e D direttamente correlate alla sensibilità della luce solare, sia nella retina dell'occhio che nella pelle. È la vitamina D correlata alla formazione delle ossa e al mantenimento delle articolazioni.

Tra i minerali che possiedono anche il calcio che interviene nella contrazione muscolare, la trasmissione degli impulsi nervosi e la coagulazione del sangue, altri sono il fosforo, il cloro, il sodio, il potassio e lo zolfo. Questo liquido bianco viene pastorizzato o riscaldato per distruggere i batteri che potrebbero contenere la salute di chi lo consuma e polverizzato sotto pressione, si ottiene la riduzione dei globuli grassi, che è l'omogeneizzazione. Durante l'infanzia è molto importante per le madri che allattano e per i loro bambini, così come per i bambini nella loro fase di crescita. È noto che nella fase adulta, il fegato è responsabile della conservazione dell'eccesso di queste vitamine per rilasciarle quando necessario, quindi non è altrettanto importante consumarle quotidianamente come frutti con vitamine C e semi e carni del complesso B.

Gli zuccheri e i grassi del latte rendono possibile nelle sue varie fasi e forme di fermentazione di essere trasformati in altri prodotti che mantengono ancora il loro contenuto nutrizionale.

Separando il latte intero dalla metà dei suoi grassi per mezzo di una centrifuga, si ottiene il latte parzialmente scremato. Il burro è fatto dai globuli grassi della crema di latte che è omogeneizzata. Al latte intero o semi-scremato che si aggiungono due batteri per fermentarlo, si scopre che lo yogurt è una crema che viene mangiata naturalmente, usata come condimento dietetico o combinata con aromi artificiali. L'acidificazione del latte attraverso l'aggiunta dell'enzima renina, che separa la cagliata dal siero, si ottiene dal solido di ricotta o formaggio. Nel mercato ci sono molti formaggi.

C'è crema di formaggio, consigliato in caso di diete poiché ha la metà delle calorie del burro. Ci sono formaggi bianchi, formaggi bianchi pressati o semidolci, formaggi a pasta dura e formaggi aromatizzati. I più consigliati sono semi-morbidi o pressati poiché quelli duri hanno un contenuto più elevato di grassi, quindi non è raccomandato per le persone con problemi cardiaci. I gelati sono altri prodotti a base di prodotti caseari, ma con una percentuale del 70% di grassi del latte, che vengono mescolati con zucchero e latte, battendo in contenitori metallici immersi nel ghiaccio e nel sale che producono la loro omogeneizzazione. Hanno calcio e vitamina B2.

Le spezie sono quelle sostanze vegetali aromatiche che servono come condimento, mentre i condimenti sono tutto ciò che serve per condire il cibo e dargli sapore. Ma la gioia che diamo al senso del palato e al gusto può arrivare a danneggiare il nostro corpo.

Iniziamo con i condimenti naturali. Quelle verdure di foglia tenera o bulbi, radici, semi e persino agrumi che in modo artificialmente non elaborato, possono fornire al palato lo stesso sapore o condimento migliore di alcuni prodotti artificiali. Ci riferiamo al sedano, che come abbiamo detto prima è un gambo lungo e succoso che, nella gastronomia, è usato come condimento; Naturalmente lavato e sminuzzato viene usato come verdura nelle insalate o come accompagnamento di carni e stufati.

Chili o peperoni sono un altro ortaggio che viene utilizzato nella preparazione di carni, legumi e salse. I cosiddetti peperoncini o peperoncini, si può mangiare verde o giallo che hanno un sapore dolce, ma dovrebbero essere usati con parsimonia perché la loro assunzione irrita il tratto intestinale. Il peperoncino rosso è più caldo e viene utilizzato per salse calde artificiali e le sue varietà jalapeño, che possono anche essere irritanti per l'intestino crasso di coloro che assumono diete speciali per malattie e trattamenti.

Uno dei bulbi più usati è la cipolla e l'aglio. Alla cipolla vengono attribuite proprietà stimolanti, rubefacenti e lenitive nonché depurative del sangue, migliorando anche il sistema respiratorio e renale. L'aglio è noto per le sue proprietà toniche, antisettiche, antiasmatiche e antidiabetiche che lo rendono un buon condimento per carni e legumi. Queste qualità che analizzeremo meglio nel prossimo capitolo del libro.

Alcuni dei verdi frondosi che sono inclusi qui sono crescione, spinaci, coriandolo, erba cipollina, prezzemolo, alloro, origano, basilico, erba buona. Molti di questi hanno vitamina A, E, K e C. Migliorare la digestione di alimenti e minerali come l'acido folico e il ferro che regolano la formazione di enzimi, proteine ed emoglobina sono ideali per cucinare con verdure e pasta.

Il pomodoro è un condimento preferito per molte persone e bambini. Una varietà di salse viene preparata da questa verdura, la maggior parte artificiale o con conservanti, che conferiscono a molti piatti di verdure e carni un sapore squisito che dobbiamo sapere mescolare con cipolla tritata o sedano per ammortizzare l'effetto corrosivo che sull'intestino la flora può avere.

Importante per noi è essere sempre stato per condire lo zucchero e il sale. Dovrebbero essere usati in quantità minime senza superare il cucchiaino, poiché da un lato tendono a modificare la funzione epatica e dall'altro il bilancio acido-base dell'organismo che colpisce il sistema nervoso e arterioso nelle stagioni calde. Il melasso è un altro risultato degli zuccheri usati per addolcire nei paesi centroamericani.

Altri condimenti che vengono utilizzati solo in ricette speciali, e anche dovrebbero essere consumati moderatamente sono zenzero, che è una radice aromatica che può essere bollita per il tè che avvantaggia la gola e previene vertigini e accompagnata con banane e latte è un ottimo digestivo da dessert e per le donne un sedativo. Le olive sono frutti oleosi che si conservano nell'acqua e sono un antipasto in più per accompagnare riso, insalate e persino mangiarli da soli poiché hanno dal 40 al 60% di oli insaturi, così come il loro olio purificato è un ottimo condimento contro il colesterolo. La principale delle spezie native dell'India è il pepe che è un alcaloide, che sono composti organici azotati di moderata reazione tossica. Il suo uso dovrebbe essere moderato e consumato sempre accompagnato da foglia verde o ortaggi a radice.

Semi come sesamo o semi di sesamo sono ricchi di fibre alimentari che mantengono la flora intestinale, evitando diarrea e flatulenza. I semi da colorare come achiote sono un altro condimento che viene utilizzato per dare un rosso e attraente a diversi piatti come carni e riso, viene coltivato nelle regioni calde d'America. Simile a questo, ma di un valore economico più apprezzato è lo zafferano. È un colorante aromatico che viene estratto dagli stimmi del fiore di zafferano coltivato in Spagna e in altre regioni.

Finalmente troviamo un agrume, il limone. Il suo contenuto in acido ascorbico lo rende ideale per condire insalate e frutti di mare, riducendo così la frequenza di consumo di maionese, che è fatta di olio e tuorlo d'uovo e quindi malsana per l'individuo adulto.

Le specie aromatiche sono le parti dure come i semi e le cortecce degli alberi e degli arbusti dell'Asia e dell'Indonesia, che sono usati per migliorare il palato delle bevande calde e dei dessert leggeri. Alcuni sono anche coltivati in Europa e nel Mediterraneo. L'anice, che è conosciuta come la sua specie di anice stellato, è un seme dalle proprietà carminative, vale a dire che è un antiflatulento e stimolante. Il suo profumo è molto gradevole e caldo sia per la crema che per i dessert di tè. Un antisettico e anestetico usato tra le spezie è il chiodo di garofano che dall'Indonesia si è diffuso nelle regioni tropicali. È usato come tè e aromi.

Dalla corteccia dell'albero di cannella vengono tagliati i segmenti di cannella, che è anche macinato per essere usato come condimento per carni e caramelle alla panna. Ha proprietà stimolanti delle funzioni digestive e cardiache e antispastici. Un seme aromatico di aroma molto piacevole usato come complemento per tè e dessert è la noce moscata che viene venduta secca.

Il seme della pianta del caffè è diventato la bevanda più popolare dei nostri giorni. La ragione più ovvia è che contiene l'1,5% di caffeina, un alcaloide che stimola il sistema nervoso centrale, aumenta l'attività dei polmoni e del cuore e provoca la formazione di urina. Questo potenzia anche l'effetto di alcuni analgesici come l'aspirina, ma può irritare l'intestino. Un'altra sostanza analoga alla caffeina presente nei tè è la teina, che rappresenta una concentrazione dal 2,5 al 4%.

Nei dolci e nei dolci c'è un'ampia varietà di condimenti dolci che vengono utilizzati per migliorare il sapore delle torte fatte con frutta e farina di frumento. La vaniglia è un'essenza liquida che viene venduta in bottiglia per essere aggiunta a bibite e torte artificiali o naturali. Il latte condensato è un dolce di latte preparato con zucchero che contiene proteine e calorie.

Un elisir naturale di salute e bellezza, e ampiamente utilizzato, è il miele estratto dal polline dei fiori che è l'ideale per dolcificare. Ha proprietà idratanti e un valore calorico nel suo glucosio e fruttosio, che raggiunge le 3.307 calorie per chilogrammo, che lo rende ideale per le persone affette da stanchezza e debolezza. Un ingrediente che viene usato come condimento per bevande a base di latte e dolci sono le creme al cioccolato. Ha carboidrati, proteine, grassi, vitamine e minerali. Viene mescolato molte volte con latte, semi di arachidi e noci. Il cacao prodotto era, come il mais, un alimento usato dagli indiani aztechi prima della colonizzazione spagnola. È stato portato in altre parti d'Europa quasi un secolo dopo.

Qual è il tipo di condimenti che potrebbero danneggiare la nostra salute e quali no?

I condimenti di cottura saporiti e piccanti sono un altro ingrediente di vitale importanza nella nostra alimentazione. Lungi dall'apparire innocui, il consumo eccessivo di molti di loro può minare il tratto gastrointestinale, poiché sono deliberatamente mescolati nei vari cibi consumati durante il giorno. Questo rappresenta un divieto permanente per le persone che sono sensibili al cibo, e ancora di più che soffrono di carenze di fegato, reni e intestino.

L'aceto è fatto dalla fermentazione dell'alcool con zucchero e un lievito. Il suo risultato è acido acetico. Ci sono anche aceti fatti con vino, malto d'orzo e liquido di mela. Il suo uso è raccomandato con moderazione poiché l'eccesso di acidità nel corpo è controproducente.

Un altro dei condimenti irritanti del tratto gastrointestinale sono salse calde che sono fatte di peperoni rossi e semi di pepe nero o rosso. È consuetudine esagerare spesso il gusto speziato di alcuni piatti quindi dovresti cercare di evitarli il più possibile perché altrimenti, prima o poi, appariranno carenze di stomaco, fegato, reni o colon. Le salse per condimento non sono così dannose come le salse piccanti, ma sempre insieme ai condimenti in polvere di aromi artificiali, dovrebbero essere moderati nel loro uso per marinare carni e riso.

Le creme condimento come maionese, senape, burro e salsa di pomodoro sono diventate negli ultimi anni le preferite della gioventù. È essenziale ricordare che il suo consumo incontrollato rappresenta una minaccia al mantenimento della levigatezza e della morbidezza della pelle del viso. Le persone che hanno una pelle grassa dovrebbero evitarle nel caso di ottenere acnes incontrollati.

Le persone che vengono a soffrire di problemi di irritazione del colon dovrebbero sapere che la farina raffinata e lo zucchero usati per fare dolci e snack gourmet, sono spesso dannosi se non combinati con una dieta ricca di fibre alimentari e vegetali.

Alla fine troviamo condimenti a foglia verde e frutti di bosco come il basilico e la vaniglia, entrambe le specie sono comunemente utilizzate per la loro qualità aromatica per le carni nel caso di basilico e vaniglia per dolci e pasticcini. Questa proprietà disintossicante è utile per le persone che sudano o sudano eccessivamente producendo un odore simile alla cipolla o all'aglio per il consumo di verdure, una situazione che può essere migliorata con il suo uso come condimento.

Piante medicinali

I rimedi curativi che popoli primitivi e indigeni hanno usato nella storia dai confini della terra sono ancora oggi utilizzati dalla scienza. Coloro che hanno saputo conservare la magnifica tradizione di fiducia nella natura, di coloro che lo testimoniano con la loro salute e vitalità. Oggi i medici chiamano questi elementi delle piante come tocoferoli e hanno effetti diversi associati alle loro proprietà sul corpo umano.

Le piante, i fiori, i gambi e le radici, anche se alcuni di essi non sono molto commestibili o attraenti per il loro leggero sapore amaro o prurito, contengono principi attivi che vengono curati e raccolti in anticipo, sono in grado di curare malattie del essere umano e animali. E hanno l'eccellente vantaggio di non produrre i vari effetti collaterali irritanti del fegato come alcuni farmaci o farmaci che sono prescritti in alcune malattie.

Allo stesso modo, i metodi usati per applicare i rimedi usati in diverse malattie sono indicati in vari modi, come segue.

INFUSIONE: scaldare l'acqua e aggiungere la parte della pianta necessaria al primo bollore. Quindi si allontana dal fuoco, è coperto e lasciato riposare per alcuni minuti. L'infusione fatta una volta non dovrebbe bollire. Di solito è preparato con le parti giovani della pianta, come foglie, fiori e persino semi.

DECOCTION: processo mediante il quale la pianta viene fatta bollire in acqua durante un certo periodo di tempo. Questa procedura viene utilizzata con le parti più difficili, come corteccia, foglie coriacee, radici e steli.

RIDUZIONE: se la cottura viene effettuata per più di 20 minuti, avviene la riduzione. È usato per principi attivi che resistono al calore e che, a causa della sua bassa proporzione, richiede una maggiore concentrazione.

MACERAZIONE: consiste nel far riposare le piante in acqua fredda per alcune ore. Serve per estrarre principi attivi instabili dal calore ma solubili in acqua.

TINTA O VINI MEDICI: è la macerazione fatta in alcool e di solito prende una parte della pianta per cinque di alcool. È usato se i principi attivi non si dissolvono bene in acqua o sono di sapore sgradevole, di solito usando una pianta secca. I vini di quina o il brandy di prugne (pacharán) sono molto noti.

SCIROPPO: sono soluzioni di zucchero in acqua a cui viene poi aggiunta la pianta.

SUCCO: direttamente i frutti freschi e succosi delle piante vengono schiacciati e quindi il liquido viene setacciato o setacciato per essere bevuto.

OLI MEDICINALI: proprio come l'alcol, l'olio è un altro dei solventi più usati. In effetti ci sono alcune piante che trasferiscono i loro principi attivi meglio al petrolio. Sono i più usati per uso esterno (scrub, massaggi o strisci).

CATAPLASMI O COMPRESSI: sono fatti bollendo la pianta o sottoponendola all'azione dell'acqua. Le piante bollite sono avvolte in panni sottili che vengono collocati sulla zona da trattare.

VAPORI: sono preparati con erbe aromatiche, che vengono bollite in acqua. Il vapore che viene rilasciato dal contenitore una volta rimosso dal fuoco è quello che deve essere inalato. Quello fatto per la congestione nasale è posto su un tavolo e l'ammalato si siede con la testa coperta da un asciugamano per ricevere il vapore. Altri vapori sono fatti per le emorroidi e problemi intestinali e si fa lanciando l'acqua già bollita, e calda al bagno, con erbe antiflatulanti e seduta nuda mentre si ricevono vapori medicinali. Sono raccomandati per le persone che lavorano da molto tempo seduti e non hanno una dieta ricca di fibre dietetiche di cereali.

Quali sono le qualità o proprietà in cui sono classificati?

Le qualità curative, interne ed esterne, che le piante medicinali hanno sono classificate con nomi diversi. Alcune di queste erbe e alimenti appaiono con più di una proprietà medicinale. Sono quelli elencati di seguito.

AFRODISIA: Si dice della sostanza o del farmaco che ha la proprietà di stimolare l'appetito sessuale. Alcuni di questi sono prezzemolo, zenzero e cacao o cioccolato.

ANESTETICI: Si dice di erbe medicinali o frutti che causano la privazione generale o parziale della sensibilità del corpo e del sonno. Questi sono camomilla, noce moscata e gelsomino.

ANTIEMETICI: Si dice delle piante che servono a prevenire il vomito e la nausea. Questi sono basilico, finocchio, salvia e menta.

ANTI SPASMS: Si dice delle erbe che curano o alleviano gli spasmi o le contrazioni involontarie dei muscoli e dei riflessi nervosi. Questi sono: Jasmine, Manzanilla, Mint e Calaguala. E una spezia, cannella.

ANTISETTICA: Si dice dell'erba che previene le malattie infettive, distruggendo i microbi che causano e provocano cicatrici. Quelli sono: salsapariglia, crescione, calendula, piantaggine, aneto, timo e aloe.

ANTI PARASITI: Si dice della pianta vermifuga che serve per eliminare o espellere i parassiti dall'interno dell'organismo. Questi sono: rabarbaro, ipecacuanha, zenzero e aglio.

ANTIFLATULENTI: sono le erbe carminative che aiutano l'espulsione dei gas. Quelli sono origano, salvia, boldo, basilico, finocchio, menta, valeriana e melissa.

ANTIPIRETICA: Febrifuga le erbe che riducono la febbre. Sono l'eucalipto e l'aloe.

ANTI-IPERTENSIVO: sono le piante che hanno la proprietà di aiutare a controllare e regolare la pressione sanguigna delle persone ipertese. Quelli sono il Manzanilla, il Tilo e l'Aloe.

ANTI-INFIAMMATORIA: Si dice che la pianta eviti i disturbi della circolazione sanguigna, del calore, del rossore o del dolore. Questi sono l'Aloe, il Crescione e il Piantaggine.

ANTI-COAGULANT: Si dice delle piante medicinali che aiutano a migliorare la circolazione del sangue. Questo è Ginkgo che non deve essere assunto in combinazione con altre erbe medicinali alternative o farmaci sintetici come antidolorifici.

ANTIRREUMATICA: Si dice che la pianta eviti le dolorose infiammazioni delle parti muscolari e fibrose del corpo. Questi sono Celery, Rue e Sarsaparilla.

ANTI-BILE: Si dice della pianta che aiuta a evitare la rabbia, l'irritazione e la rabbia. Questi sono Ipecacuanha, Rabarbaro, Limone, Uva e Boldo.

ANTIBIOTICI: Si dice di erbe e piante capaci di fermare lo sviluppo di organismi patogeni. Questa è l'Aloe.

ANTICANZA: Si dice delle piante che aiutano ad evitare la proliferazione delle cellule tumorali negli organi o nel sangue. Questi sono limone, aloe vera, artiglio di gatto e verdure a foglia verde.

ANTIOSSIDANTI: Si dice delle erbe che migliorano il funzionamento della reazione di riduzione dell'ossidazione della respirazione cellulare che causa la vitamina B3. Questi sono Noni e Cioccolato.

ANTI-DIARREHA: Si dice che le piante evitino movimenti intestinali liquidi e frequenti. Questi sono sale, salvia e carota.

ASTRINGENTI: Si dice della pianta che contrae i tessuti organici. Sono: eucalipto, alloro, salvia, consolida maggiore e mirtillo.

ANALGESICI: Si dice delle piante che calmano alcuni dolori del corpo. Questi sono i Romero e l'Aloe.

CALMANTES: Si dice di piante narcotiche che diminuiscono o scompaiono un dolore o altri sintomi fastidiosi. Questi sono Valerian, Clove e Linden.

CARMINATIVI: Si dice che le erbe medicinali favoriscano l'espulsione dei gas sviluppati nel tratto digestivo. Questi sono origano e rabarbaro.

DEPURATIVI: Si dice della medicina che purifica gli umori e principalmente il sangue. Questi sono crescione, coda di cavallo, artiglio di gatto, salsapariglia, limone, uva.

DIGESTIVO: si dice delle piante che aiutano a migliorare la digestione del cibo attraverso lo stomaco e l'intestino. Sono l'Uva, il Cederrón, l'Aneto e la Salvia.

DIURETICI: sono le piante che hanno la proprietà di aumentare la secrezione e l'escrezione delle urine. Questi sono il sedano, il tanaceto, il timo, l'equiseto, il finocchio, l'artiglio di gatto, la valeriana.

ESTROGENICO: sono le piante che aiutano le donne a far fronte al disagio legato al loro ciclo mestruale. Questi sono il Cohoch e il Salvia.

ASPETTORI: Si dice dell'erba che aiuta a tirare e lanciare per bocca la flemma e le secrezioni che si depositano nella faringe, nella laringe, nella trachea e nei bronchi. Questi sono Finocchio, Llantén, Malva e Valeriana.

LASSATIVI: Si dice delle piante che aiutano ad allentare la pancia e ammorbidiscono l'evacuazione. Questa è l'Aloe Vera (consumata da sola), l'olio di Ricino, il Rabarbaro.

RUBEFACIENTE: Si dice della pianta che arrossisce il colore della pelle e del cuoio capelluto, oltre a rinvigorire la buona salute. Questa è Cipolla.

SWEATSHELL: Si dice della pianta che fa sudare o evacuare l'acqua attraverso i pori della pelle. Sono il finocchio e il rosmarino.

TONICA: Si dice delle piante che aiutano a dare energia, regolano la frequenza cardiaca. Questo è il Mastranzo (Marrubio), l'alloro o l'oleandro, La Ruda, la citronella, il seme di Betel, il Nopal o il fico d'India, l'Aloe (appunto la sua sostanza isocitrata di calcio).

Perché è consigliabile utilizzare le piante medicinali per bere il tè al posto dei caffè tradizionali?

Come accennato nel capitolo precedente, la foglia naturale di tè, regolarmente tè verde o giapponese, di cui si consuma la bevanda calda popolare, è stata trovata contenere il 2,5-4% di teina; un calorico simile alla caffeina.

Sebbene il caffè fosse già bevuto nel 1657 come bevanda stimolante e tonica in Europa, l'introduzione del tè dall'Asia avvenne in Inghilterra, con la tradizione ormai consolidata di incontrare il tè alle cinque del pomeriggio e mangiare i panini che sono sempre stati i più popolari. , le erbe naturali hanno molte più proprietà medicinali degli stimolanti del caffè che possono aumentare la pressione sanguigna nelle persone con ipertensione.

Obesità e calorie

Per migliorare il nostro livello raccomandato di calorie nella nostra dieta personale, allenatori, formatori e medici nutrizionisti contemporanei hanno svolto la loro ricerca nel campo importante della nutrizione. Questo è il modo in cui ognuno di noi ha l'opportunità, e libera ogni responsabilità, di mettere sul piatto tutti i cibi e le quantità che desidera, ma prima di sapere qual è il loro equilibrio più approssimativo. Per fare questo ci ha dato una semplice formula per calcolare le calorie, che hanno solo bisogno di sapere due cose. Uno è ciò che è la nostra altezza, e l'altro, quanto pesiamo. Questa formula è affidabile e di dominio pubblico per un facile riferimento sia in brochure che su Internet. Permette a quelle informazioni di capire due dati molto utili per la nostra pianificazione alimentare e quante calorie consumiamo nei nostri pasti quotidiani per mantenere il nostro peso sano, e sapere quando siamo passati nel caso di obesi, o quanto abbiamo bisogno di vincere nel caso di bulimia anoressica e per mantenere il livello ottimale di energia; È sempre snello e secondo le attività che facciamo ogni giorno.

Certamente ogni mattina e ogni notte trascorrono facendo addizioni o sottrazioni, e ti pesa su una scala per sapere come è il nostro corpo, è troppo noioso e insopportabile. Tuttavia, se ci preoccupiamo davvero del nostro aspetto e della nostra salute, impariamo gradualmente come si ottiene il controllo delle calorie accumulate per farci sembrare grassi.

Calcola il tuo livello salutare di calorie e massa corporea

Esistono due metodi per calcolare le calorie. Il primo ti aiuta a soddisfare un minimo di kilocalorie, che è il termine che definisce l'unità di energia termica che il corpo richiede per il suo funzionamento ed è equivalente a 1.000 calorie, aggiungendo 100, 200 o 400 calorie in più alla tua dieta per ogni livello maggiore rispetto all'attività calcolata minima. Il secondo metodo è un po 'più complicato ma più accurato perché non è necessario aggiungere ulteriori centinaia del totale ottenuto.

Solo per sapere il tuo peso in chili e altezza. Entrambi i metodi usano il valore numerico del tuo peso in chili, non in sterline. Per convertire chili in chili, dividi il tuo peso in sterline per 2,21. Esempio:

Se il tuo peso è di 128 sterline, dividilo così:

128 x 2,21 = 57,91. Il tuo peso in chili è 57.91.

Calcolo per le kilocalorie minime

Conoscere queste informazioni personali è semplice come moltiplicare. Le donne devono moltiplicare il peso in chili per 21,6. E gli uomini moltiplicano il peso in chili per 24. Il risultato è il minimo di calorie consumate in un giorno per stare a riposo e fare semplici faccende domestiche. Dovresti aggiungere più calorie in base al tuo livello di attività nella tabella sottostante.

Esempio:

Donne 49 chili x 21,6 = 1,058 sono le calorie minime.

Maschio 72 x 24 = 1.728 chili è le sue calorie minime.

IL TUO LIVELLO	LE TUE ATTIVITÀ	IL TUO LIVELLO DI CALORIE
Molto lieve	vita sedentaria, ufficio, studio.	0 le calorie non vengono aggiunte
Lieve	Salire le scale, camminare 20 minuti, fare shopping.	100 calorie che dovrebbero essere aggiunte.
Moderato	camminare per 1 ora, lavorare leggeri, nuotare, ballare.	200 calorie che dovrebbero essere aggiunte.
Elevato	Fai sport, vai in palestra, corri ogni giorno.	400 calorie che dovrebbero essere aggiunte.

Infine, se l'uomo 72 chili, oltre a lavorare facendo sforzi pesanti e fine settimana andare in palestra, così sarà il piano di spesa calorico totale: 1.728 + 200 + 400 = 2.328.

Nell'altro caso, assumendo la donna di 49 chili, vive in un appartamento e decide di iniziare una leggera routine per camminare un'ora al sabato, il piano di spesa calorica totale deve essere letto come segue: 1.058 + 100 + 200 = 1.358.

Per le persone che vogliono perdere peso, ci sono altre opzioni di calcolo che le porzioni di cibo si adattano al Body Mass Index BMI oltre al sesso e al peso e sono menzionate nella prossima sezione di questo capitolo.

Calcolo delle chilocalorie per peso sano

Se oltre al tuo peso in chili, sai la tua altezza in metri e centimetri; Puoi anche seguire un'altra formula che funziona a livello di attività svolte. Consiste di due parti. Il primo consiste nel calcolare, in base al sesso, il peso raccomandato in base all'altezza, e spesso ottenere lo stesso risultato moltiplicato per un numero specificato (tre livelli), la quantità di calorie che si consumano quotidianamente per mantenere quel peso sano raccomandato.

La seconda parte ti aiuta a scoprire l'indice di massa corporea che rappresenta l'indicatore che incontri a un peso appropriato per la salute, peso considerevolmente basso, basso, peso normale, sovrappeso, obeso o clinicamente obeso. Questi dati vengono utilizzati dallo specialista della salute per rilevare il rischio di malattie cardiache, cancro, diabete e altro.

Un semplice esempio è il seguente. Per fare questo calcolo è necessario conoscere tre cose. Prima prendi il tuo peso in chili, altezza e scegli il livello delle attività fisiche che fai, a seconda del tuo sesso.

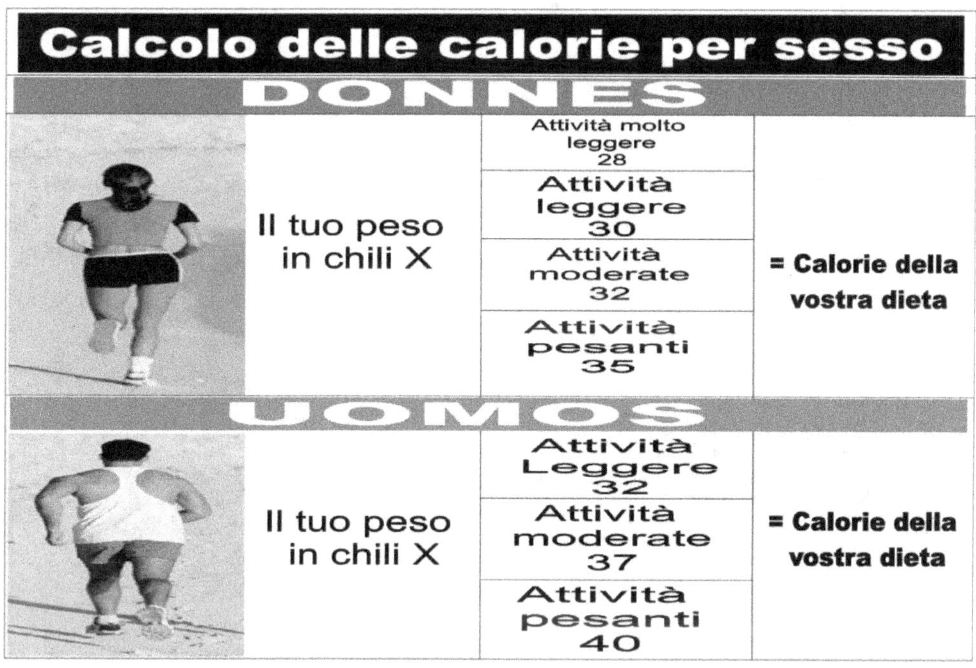

Segui questi quattro passaggi come esempio:

1. Moltiplica il doppio delle tue dimensioni: 1,65 x 1,65 = 2,7225, che arrotonda 2,72.

2. Questo valore deve essere moltiplicato per 21 donne e 22 uomini, come segue: 2.72 x 21 = 57.12 Questo risultato rappresenta il tuo peso sano in chili.

3. Per conoscere la quantità di calorie che dovrebbero essere incluse nella dieta quotidiana, utilizzare il numero di livelli di attività fisica a cui ci si abitua. Nell'esempio presentato di seguito, è l'attività leggera per le donne.

57,12 x 28 = 1,599 Questo risultato rappresenta le kilocalorie richieste per ogni giorno.

4. Il seguente è selezionare singole porzioni di alimenti da ciascuno dei cinque gruppi di alimenti, che sono:

Conoscere le porzioni di cibo giuste

La porzione di una dieta regolare di ciascun cibo può rappresentare circa 200 calorie, come si vede nell'immagine all'inizio del capitolo.

Da ora possiamo assumere in generale quanti soldi mettere nella nostra borsa della spesa. Ma è nella seguente tabella che puoi avere un'idea più precisa della quantità di cibo o delle porzioni che rappresentano il requisito completo o della spesa calorica giornaliera, calcolata secondo le kilocalorie sarà divisa in tre pasti; Colazione, pranzo e cena e uno o due spuntini; mattina e sera

PORZIONI DI CALORIE RICHIESTE	C	A	L	O	R	I	E S
	1000	1200	1400	1500	2000	2500	3000
Cereali e tuberi (en tasses)	5	6	8	9	10	13	15
Legumi (en tasses)	1	1	1	1	2	2	3
Verdure (en tasses)	2	3	4	4	3	4	4
Frutta (en tasses)	2	3	3	3	5	6	6
Latte o latticini (en tasses)	1	2	2	2	3	4	6
Carne e salsicce (en llesques o filets)	1	1	1	1	1	1	1
Olio e grassi (en cuillère)	3	3	4	4	6	7	8
Zuccheri (cuillère o llesques)	3	3	4	4	6	7	8
Porzioni giornaliere Totali —>	18	22	27	28	36	44	51

Quindi ogni porzione di zucchero rappresenta da 1 a 2 cucchiai di pezzo dolce o medio (per gelato). In oli e grassi (come margarina, burro e maionese) una porzione è di 1 cucchiaino. La porzione di proteine animali è un'unità di formaggio, salsiccia, uovo e due fette di prosciutto o altra salsiccia e mezza tazza di latte. La carne di qualsiasi tipo in una porzione è un pezzo di 30 grammi. Verdure e tuberi in una porzione sono 2 tazze di cetriolo, lattuga, spinaci, barbabietole o sedano, o 1 tazza di funghi, broccoli o bietole. Nella frutta una porzione 3 unità di piccoli frutti come prugne, 1 tazza grande come anguria e melone cantalupo medio o agrumi e una porzione sono due unità. Cereali e legumi rappresentano una porzione mezza tazza. In minerali, un bicchiere di acqua normale, ad una velocità di otto quotidiani, e un cucchiaino di sale.

Calcolo dell'indice di massa corporea

Il calcolo dell'indice di massa corporea (BMI) si ottiene con il peso in chili ed è diviso tra altezza, due volte.

Questo risultato ci permette di sapere esattamente localizzare in uno dei sette livelli di peso, che vanno dal basso, passando standard, sovrappeso o obesi. Come sta seguendo:

BMI di 55 chili che misurano 1,60 m. s =

55 / 1,60 x 1,60 = 55 / 2,56 = 21,48 è BMI.

Questo risultato dovrebbe trovarsi tra uno dei seguenti livelli di BMI, che si applicano a entrambi i sessi:

INDICE DI MASSA CORPOREA	IMC
Meno di 14 →	Sei in pericolo per la tua salute.
Da 17 a 18,5	Sei sottopeso.
Dal 19 al 25	Sei al tuo peso normale.
Dai 26 ai 30	Sei in sovrappeso.
Da 31 a 40	Sei obeso.
Di 41 e oltre	Sei clinicamente obeso.

Siccome il risultato era 21, la moglie di questo esempio ha il suo peso normale.

Per aiutarti a capire meglio questo metodo di calcolo del BMI, l'indice di massa corporea, il peso raccomandato e le calorie totali giornaliere per una dieta, viene presentato sotto un tavolo disaggregato sviluppato con significati di rango.

Grafici dietetici

Negli ultimi anni, gli esperti di salute hanno fornito persone comuni come te, tra le più facili da imparare a mangiare, sempre consapevoli delle conseguenze negative e positive che questo porta alla nostra salute, ora e nelle formule future.

Ciò significa che ogni alimento presente nella piramide alimentare è dotato di nutrienti sufficienti per integrare o sintetizzare le reti cellulari appropriate per sviluppare il nostro corpo, mantenerlo sano e soprattutto difenderlo dai nemici dell'ambiente, come batteri, virus e alcune lievi carenze fisiologiche. Ciò richiede un piano migliore di ciò che mettiamo in bocca, perché il nostro corpo ci ringrazierà.

Una pratica che potrebbe minare la salute di molte persone è di evitare certi gruppi di alimenti che credono ipocondriaci che i loro effetti immediati danneggiano la nostra salute e il nostro corpo è sensibile, ma diventa forte dopo gli adattamenti. E dovresti sapere che ci sono alimenti con proprietà specifiche per i nostri sistemi anatomici. Fare così è più facile di quanto sembri quando si conoscono i principali requisiti di una sana alimentazione.

Cos'è una tabella dietetica?

Un diagramma dietetico è uno schema temporaneo volto a risolvere il potere ea migliorare le condizioni fisiche o non le condizioni fisiologiche gravi o terminali specifiche. Questo alimento può essere basato su un gruppo alimentare e combinare liquidi e solidi per gli effetti metabolici appropriati.

Un uso dei più accettati nel campo dei progressi e criteri di nutrizione e botanica e medicina naturale è fatto. Questo si basa sull'esperienza di molti anni nelle persone con alimentazione definita con allergie alimentari e varie deficienze del sistema immunitario come anemia, debolezza, dolori articolari, acne, cefalea, problemi respiratori e al fegato e altri. Si crede che tutti siano poveri a dare il grilletto principale e il fattore causale furtivo.

ELEMENTI GRAFICI DEL CORPO UMANO

Come accennato all'inizio di questo lavoro, il corpo umano è costituito da quattro elementi chimici che sono ossigeno o aria nel 65%, alcaloidi associati all'azoto al 3%, idrogeno o acqua nel 10% di carbonio, idrati associati al 18%. Oltre ad altri minerali come calcio, zolfo, potassio e fosforo, che sembrano minori per rappresentare una piccola percentuale del 4% del totale, è stato detto da esperimenti con ratti di laboratorio che hanno presentato gravi carenze nel funzionamento di alcuni organi degli animali che non vengono forniti minerali.

Ecco i diagrammi di flusso dietetici di base che non devono essere assunti dai malati presenti. Il questionario di prova con dodici domande ti aiuterà a scegliere la migliore dieta che meglio si adatta alle loro carenze anatomiche o metaboliche.

FLOWCHART DIETARY BASIC

Quando ci sentiamo completamente sani e ogni sistema del nostro corpo è pronto a completare il complicato processo del metabolismo alimentare senza subire improvvise conseguenze fisiologiche, possiamo liberare alcune restrizioni.

Alcuni esempi di menu sono opportunamente noti per familiarizzarsi con loro abbastanza da svilupparci liberamente in cucina quando mangiare fuori non è l'opzione migliore.

Per coloro che amano le arti culinarie e la gastronomia si tratterà di raccogliere fondi e una breve lista per preparare una dispensa da casa con gli alimenti giusti in un'alimentazione sana.

Cinque esempi di diete di base per la spesa calorica per età per bambini, ragazzi, uomini, donne e anziani possono essere quelli descritti di seguito.

Menu del mattino - 275 cal.
1 ciotola di aromi di amido di mais (150 cal.)
1 panino con formaggio e salsa di pomodoro (75 cal.)
1 frutto (banana facoltativa, mela, pera, mango) (50 cal.)

Menu serale - 160 cal.
Due tazze di noodles con carote, patate e sedano tritato (160 cal)

Spuntino pomeridiano - 175 cal.
Una tazza di popcorn con un cucchiaino di burro (175 cal.)

Menu notturno - 510 cal.
1 tazza di riso (60 cal.)
1 tazza di fagioli (120 cal.)
1 porzione di manzo (270 cal.)
1/4 tazza di gelato (60 cal.)

Con questo menu giornaliero il bambino viene fornito dal mattino di energia sufficiente fornita dall'amido di mais nell'amido di mais, dai carboidrati e dai minerali di frutta e proteine del latte e degli animali in modo appetitoso a sandwich per questa età. Il resto della giornata è completato dagli stessi nutrienti e vitamine in porzioni un po 'più complete.

Consigliato per adolescenti dai 13 ai 17 anni.

Spesa calorica giornaliera di 1.655.

Basato su un adolescente di 1 metro 50 di statura e peso di 95 libbre / 43 chili.

Menu del mattino - 650 cal.
1 ciotola di cereali con latte (160 cal.)
2 tortillas tostate nel burro (400 cal.)
2 porzioni di filetti di pollo fritto o pepite (70 cal.)
1 tazza di succo di agrumi (30 calorie)

Menu serale - 260 cal.
Due tazze di purè di patate con insalata di cavoli e carote (260 calorie)

Spuntino pomeridiano - 295 cal.
8 unità di cracker (120 cal.)
1 tazza di sifone da montare (175 cal.)

Menu notturno - 450 cal.
1 tazza di riso aromatizzato allo zafferano (60 cal.)
1 tazza di ceci cotti (120 cal.)
1 porzione di carne di pollo (270 cal.)

Consigliato per giovani donne dai 18 ai 32 anni.

Spesa calorica giornaliera di 1.470.

Basato su un adolescente di 1 metro 50 di statura e peso di 95 libbre / 43 chili.

Menu del mattino - 390 cal.
1 ciotola di cereali con latte (160 cal.)
1 panino con salsiccia senza burro (200 cal.)
1 tazza di succo di agrumi (30 calorie)

Menu serale - 310 cal.

2 tazze di purè di banane con sale e un cucchiaino di burro (260 calorie)
1 tazza di insalata verde con pomodori, crescione o spinaci conditi con aceto o yogurt. (50 cal.)

Spuntino pomeridiano - 260 cal.
1 unità di biscotti muesli (200 cal.)
1 tazza di frutta frullato (60 cal.)

Menu notturno - 510 cal.
1 tazza di riso aromatizzato allo zafferano (120 cal.)
1 tazza di ceci cotti (120 cal.)
1 porzione di pesce fritto (270 cal.)

Con questa dieta, che si rivolge alle adolescenti e si pensa alla cura della loro bellezza, sono una ricca fonte di nutrienti essenziali come cereali, carne e verdure che aiutano la visione e la concentrazione mentale, con minerali come il fosforo. È inoltre suggerito di evitare l'eccesso di condimenti grassi come burro e maionese tendono a sviluppare problemi di pelle. Altre opzioni per ricostituire gli snack energetici vengono proposte qui assistendo ad un regime di snack invece di pasti pesanti. Per quanto riguarda la vita notturna il consumo di alcol dovrebbe essere moderato con i cocktail, in quanto tendono a contenere molte più calorie di quanto si pensi.

DIETA FEMMINILE

Consigliato per le donne dai 34 ai 59 anni.

Spesa calorica giornaliera di 1.960.

Basato su un adolescente alto 1 metro e 70.

Menu del mattino - 540 cal.
1 ciotola di cereali (120 cal.)
1 banana (50 cal.)
3 tagli (50 cal.)
½ limone (20 cal.)
2 yogurt medi (160 cal.)
1 pane tostato con marmellata (140 cal.)

Menu serale - 730 cal.
2 tazze di brodo di crema di pesce (260 calorie)
1 patata al forno con un cucchiaino di margarina (200 cal.)
1 petto alla griglia (270 cal.)

Spuntino pomeridiano - 180 cal.
1 pezzo di sedano (80 cal.)
1 carota cosparsa di miele (100 cal.)

Menu notturno - 510 cal.
1 tazza di riso integrale cotto (120 calorie)
1 tazza di lenticchie cotte (120 calorie)
1 tazza di insalata di funghi, lattuga e pomodoro. (270 cal.)

Quale donna e madre e allo stesso tempo moglie e lavoratore; conduce una persona impegnata e intraprendente che richiede una riserva di sostanze nutritive più potente ma che non mette a rischio di ingrassare perché la vita dovrebbe evitare il fast food giovanile e abituarsi alle grandi quantità di insalate rosse o verdi, con poca pasta d'amido e panificazione e pasticceria. Un sacco di pezzi di carne dovrebbe essere bianco, cioè filetto di pesce, pollo o tacchino. Il seme di lino è raccomandato nelle sue varie presentazioni per combattere il grasso localizzato nella parte inferiore del corpo femminile.

DIETA MASCHILE

Consigliato per uomini da 34 a 59 anni.

Spesa calorica giornaliera di 2.440.

Basato su un adolescente di 1 metro e 78 di altezza.

Menu del mattino - 720 cal.
1 frullato di latte scremato con 1 banana e cioccolato in polvere (160 cal.)
3 tortillas di mais alla brace (300 cal.)
1 torta all'uovo con 1 fetta di crema di formaggio 2 fette di prosciutto (260 cal.)

Menu serale - 840 cal.

2 tazze di riso e fagioli (240 cal)
2 tazza di insalata di broccoli, pancetta e barbabietole condite con succo di limone e origano. (210 cal.)
1 bacchetta da 30 grammi (120 cal.)
1 drink soda (320 cal.)

Spuntino pomeridiano - 320 cal.
1 yogurt (80 calorie)
1 tazza di noccioline non salate (60 cal.)
1 granulato (180 cal.)

Menu notturno - 560 cal.
1 porzione di fegato in umido con cipolla e pomodoro (120 cal.)
2 tazze di riso cotto (240 calorie)
2 tazze di spaghetti piccanti macinati in padella (200 cal.)

Con questa dieta la persona adulta riceve il livello medio di chilocalorie adatte per un ritmo di lavoro intensivo senza essere sovrappeso e consentendo di fare una leggera routine di allenamento di minimo 20 minuti, da due a tre volte alla settimana. Come dovrebbe abituarsi a questo stadio della vita. Si presenta come una scelta nutrizionale appropriata per mantenere l'assunzione di colesterolo a un livello basso e l'importanza delle vitamine nella frutta e nella verdura.

DIETA SENILE

Consigliato per gli anziani dai 60 anni in su.

Spesa calorica giornaliera di 1.662.

Basato su un adolescente di 1 metro e 52 in altezza.

Menu del mattino (502 cal.)
1 tazza di foglie di tè Tilo (12 cal.)
8 unità di cracker (120 cal.)
2 fette di formaggio bianco (120 cal.)
2 fette di pane integrale con frutta. (250 cal.)

Menù serale (480 cal.)

2 tazze di riso con mais (240 cal)
1 tazza di insalata di broccoli, chayote e cavoli conditi con yogurt e origano.
(120 cal.)
1 coscia di pollo 30 grammi (120 calorie)

Spuntino pomeridiano (200 cal.)
2 tazze di bevanda guava (80 cal.)
2 pezzi di pane piccolo uovo (210 cal.)

Menu notturno (420 cal.)
1 porzione di tacchino alla griglia con cipolle, crescione e pomodoro (120 cal.)
1 tazza di verdure cotte (120 calorie)
1 tazza di brodo condito con pasta all'aglio e coriandolo (180 cal.)

Gli anziani dovrebbero assumere una dieta a basso contenuto di sale, grassi e colesterolo, che è l'origine degli animali da carne, come la carne, la carne bianca come il pollo e il tacchino sono i migliori e dovrebbero essere grigliati con solo un cucchiaino di olio insaturo come il girasole e oliva. Questa dieta ha una scelta limitata, non molto ricca di proteine, che danno energia, ma abbondano nelle verdure cotte che proteggono i denti fragili degli anziani, così come i frutti che possono variare il gusto di ogni persona. Ricerche recenti suggeriscono che la vitamina K aiuta a ritardare gli effetti dell'invecchiamento ed è contenuta negli spinaci e nel crescione.

Il sistema digerente

Il sistema digestivo ha i meccanismi che trasformano il cibo in nutrienti necessari per mantenere l'attività vitale. Pertanto, diete inadeguate possono innescare varie alterazioni dell'intero processo digestivo che si manifesterà nelle modificazioni del corpo e nell'aspetto personale. Possiamo osservare i cambiamenti di capelli, pelle e unghie che ci portano alla conclusione che la cura esterna fornita al corpo non è sufficiente se non è accompagnata da cure interne. È importante conoscere il funzionamento del sistema digestivo, poiché l'applicazione di tecniche che favoriscono la circolazione sanguigna, migliorare l'accesso e la distribuzione di sostanze nutritive ai tessuti e agli organi del corpo umano.

La digestione è il processo attraverso il quale il cibo; le particelle troppo grandi vengono scomposte da trattamenti fisici e chimici in sostanze più semplici che l'organismo può assimilare.

L'assorbimento è il passaggio di sostanze già assimilate, attraverso la mucosa intestinale, per raggiungere la circolazione sanguigna.

Struttura del sistema digestivo

Il tubo digerente è formato dal tubo digerente costituito da una serie di organi situati l'uno accanto all'altro attraverso i quali il cibo circola in vari stati di rifiuto di questo processo.

• Bocca: è l'orifizio di entrata del cibo, dove i denti masticano e lo schiacciano vicino alla saliva.

• Faringe: è un organo con doppia funzione, nel sistema digestivo facilita il passaggio del cibo nell'esofago.

• Esofago: è il tubo attraverso il quale il cibo scende allo stomaco.

• Stomaco: è l'organo in cui il cibo viene miscelato con i succhi gastrici per essere trasformato chimicamente in sostanze sempre più semplici.

• Intestino crasso: è la parte finale del tubo digerente e dove vengono assorbiti i sali minerali e la vitamina K.

Le ghiandole digestive iniziano in bocca con le ghiandole salivari che si distribuiscono attraverso l'interno della bocca, puliscono i denti e facilitano il passaggio della massa alimentare alla faringe. Già localizzato nell'addome inferiore troviamo il fegato, che è la più grande ghiandola del corpo, agisce come un produttore di sostanza gialla bile e verdastra che aiuta sia ad assorbire i nutrienti che a eliminare le sostanze indesiderabili. Un'altra ghiandola digestiva è il pancreas che produce ormoni come l'insulina che regola il livello di glucosio nel sangue.

Nel processo di funzionamento del sistema digestivo, possiamo osservare le seguenti fasi:

• Frantumazione meccanica del cibo: i denti accanto alla salivazione e alla lingua eseguono questo processo che forma il bolo alimentare.

• Digestione gastrica: il bolo alimentare viene trasformato nel chimo quando viene ricevuto dai succhi gastrici dello stomaco.

• Digestione intestinale: questa è la fase che prepara lo stadio di assorbimento, che è lo stadio principale della digestione. La bile della colecisti collegata al fegato e i succhi del pancreas che regolano l'acidità del chimo per essere ricevuti dall'intestino.

• Defecazione: i resti di alimenti che non sono stati assorbiti nell'intestino, formano le feci insieme ai gas e ai prodotti di scarto della fermentazione di batteri positivi trovati in esso.

Le alterazioni più correlate all'estetica sono carie dentale, gastrite, ulcere, epatite, costipazione e diarrea.

La costipazione cronica può causare un oscuramento della pelle a causa dell'accumulo di sostanze tossiche nel sangue. Il professionista estetico può fornire massaggi addominali, correnti di stimolazione per favorire il transito intestinale. Di queste fibre è raccomandato perché lo fa masticare di più, e spazza anche molta acqua nell'intestino. La perdita di liquidi che si verifica quando si soffre di diarrea può portare a iperpigmentazione o pelle secca.

Tutti i tipi di epatite si manifestano con una manifestazione di pigmentazione giallastra della pelle nota come ittero.

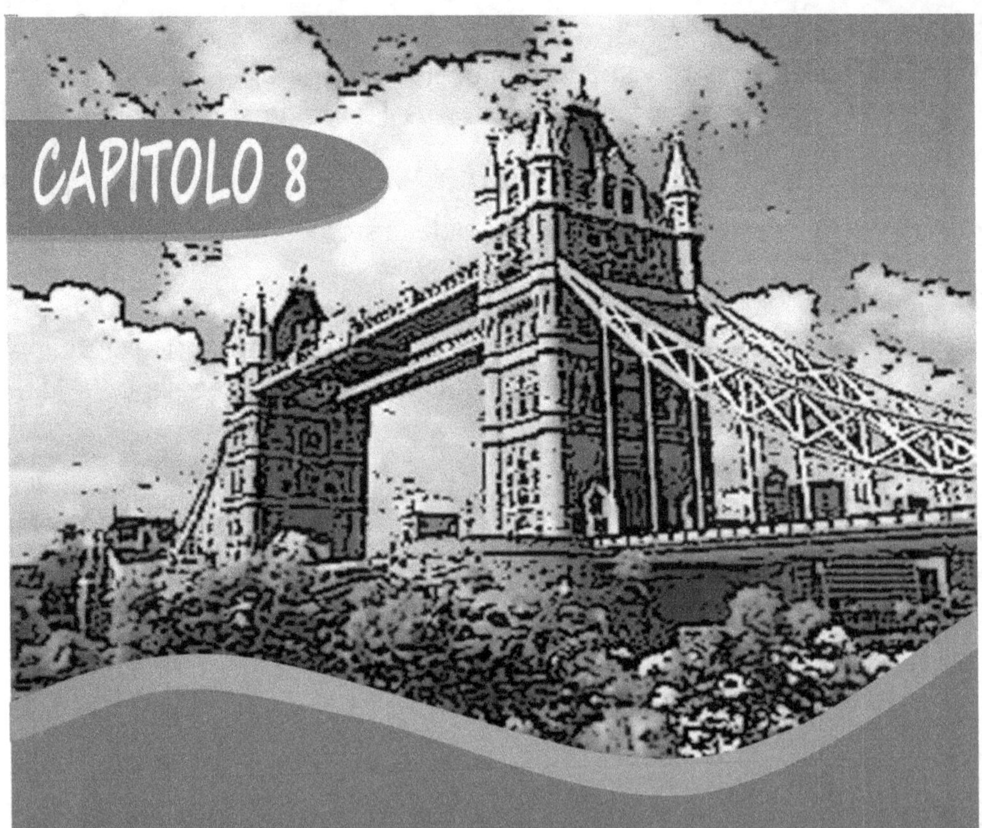

Protocollo e cerimoniale

- Protocollo e cerimoniale
- Origine dell'etichetta
- Etichetta sociale e aziendale
- Vestito: dall'informale al formale
- Dogana a livello culturale
- Etichetta sul tavolo
- Proiezione artistica

Questi sono due termini che sono stati strettamente associati in tutta la storia dell'umanità. Entrambi sono sinonimi di cerimoniale, ma a diversi gradi sociali e politici, in cui l'etichetta si riferisce agli stili, ai costumi e alle pratiche che sono tenuti nelle case reali e in atti pubblici solenni. Mentre Protocollo è un cerimoniale diplomatico o regola palatina stabilito per decreto o costume. Vale a dire che tra le figure di governo o cittadini comuni a margine è stabilito. Quindi i rapporti tra gli ambasciatori nello stesso paese sono sempre stati coinvolti questioni prestigiose.

Talvolta questi concetti tendono a essere confusi, ma se li studiamo attentamente ci sono convenzioni dettagliate accettate dall'intera società internazionale sulla maggior parte delle formule ufficiali in cui sono collegati due paesi.

Pertanto, domande come quella in cui un ambasciatore occupa una processione o che l'ambasciatore entra in una stanza acquisiscono prima una grande importanza.

I problemi di questa natura colpivano le corti europee fino a quando non furono risolti nel Congresso di Vienna (1815), nel Congresso di Aquisgrana (1818) e, più recentemente, negli incontri svoltisi a Vienna per redigere una Convenzione. delle relazioni diplomatiche nel 1961. Come risultato di questi incontri, i diplomatici erano divisi in tre classi:

1) Ambasciatori, legati e nunzi papali accreditati presso i capi di stato;

2) inviati, ministri e altre persone accreditate ai capi di stato;

3) attachés accreditati davanti ai ministri degli affari esteri.

La precedenza tra i rappresentanti stranieri in una capitale è attualmente regolata dall'età. La persona del vecchio corpo diplomatico è nominata decano, che di regola rappresenta il corpo diplomatico nel suo complesso nelle cerimonie e in materia di privilegi diplomatici e immunità. Il riassunto più conciso dei protocolli diplomatici è la Convenzione di Vienna sulle relazioni diplomatiche, che comprende 53 articoli redatti sotto gli auspici dell'ONU.

Origine dell'etichetta

É un termine che emerse quando l'uomo pensante abbandonava i suoi atteggiamenti barbari per assumere nei secoli la civiltà civilizzata che aveva lasciato le battaglie a sangue freddo, per assumere abitudini nei modi di usare, cacciare e vestire. L'etichetta può essere esercitata come un'arma sociale. L'adozione esterna dei gesti superficiali di un gruppo in cui, per la promozione sociale generale, si preoccupa dell'altro, è considerata da molti una forma di snobismo, priva di virtù.

I primi segni di ciò che in seguito sarebbe diventato un'etichetta risalgono al 3° secolo aC. quando Ptahhotep scrive le sue famose massime, che erano precetti che rafforzavano le virtù civili come la sincerità, l'autocontrollo e la gentilezza, dove insegnava che l'avidità è la base di ogni male e sottolineava la ricerca della giustizia. In Cina fu Confucio che con le sue opere introdusse la moralità personale e governativa con la sua filosofia.

Il Rinascimento suppone un'immensa fioritura culturale. L'industria tessile era fortemente legata alla borghesia, quindi da quel momento esisteva una moda esclusiva per le classi medie. Il fazzoletto era l'oggetto che delimitava le classi sociali del tempo. L'unico settore che poteva usarlo per legge era la nobiltà. Fu dal XVI al XX secolo che alcune norme o codici di condotta convergenti da diverse parti d'Europa delimitarono le aspettative in modo che il comportamento sociale all'interno di ciascun gruppo fosse mantenuto all'interno delle convenzioni regolarmente accettate all'interno di una società, classe sociale o gruppo. .

La moda cominciò ad acquisire maggiore importanza e divenne una preoccupazione della ricca borghesia. I capi iniziarono a essere considerati un investimento, quindi il tempo era dedicato alla loro manutenzione e riparazione. L'uso della camicia, del doppietto e del giustacuore, da parte degli uomini, e l'uso di abiti o gonne, da parte delle donne, divenne una costante fino al XVII secolo. La moda è iniziata in questa era perché l'abbigliamento ha perso il suo carattere universale e ogni nazione ha voluto differenziarsi dal resto, così ha elaborato dettagli unici e diversi, allo stesso tempo in cui l'abbigliamento è diventato il simbolo di ricchezza e potere. Gli abiti di questo periodo possono essere caratterizzati dall'influenza di paesi come Francia, Italia, Spagna e Inghilterra.

Questo è ciò che è noto come un'etichetta, che è un termine di origine inglese che risale attraverso i suoi confini è stato assunto e modificato in Francia con il significato di "etichetta" e da lì probabilmente è stato trasmesso al resto d'Europa. Luigi XIV (1638-1718) trasformò una casa di caccia reale a Versailles, una città a 25 km a sud-ovest della capitale, in uno dei più grandi palazzi del mondo, spostando ufficialmente la sua corte e il governo nel 1682. Fu in questo contesto imponente in che Luis addomesticò la nobiltà e dignitari stranieri impressi, con intrattenimento, cerimonia e un sistema di galateo altamente codificato, affermando la sua supremazia.

Secoli dopo, nell'era illuminista, con la formazione di Club di cavalleria, i cavalieri che cercavano di essere identificati come borghesi nel mezzo della borghesia adottarono preferenze artistiche e standard di comportamento. Fu in questo secolo che vennero stabilite le più severe regole di modestia tra le donne, come quando mostrare emozioni, mantenere la postura e come comportarsi con cortesia.

Altri filosofi come Lord Shaftesbury incoraggiavano l'uso della cortesia come arte di essere piacevoli in compagnia. Così il modello di "etichetta" era formato da concetti quali cortesia, civiltà, educazione e educazione, che si manifestavano apertamente in buoni costumi sociali come club, sale riunioni per conversazioni, tè e assemblee a livello di governo.

Fu Philip Stanhope, quarto conte di Chesterfield, che per primo usò la parola "etichetta" nel suo significato moderno, lettere a suo Figlio nell'arte di diventare un uomo del mondo e un gentiluomo. Questo lavoro composto da più di 400 lettere scritte dal 1737 o dal 1738 e che continuò fino alla morte di suo figlio nel 1768, furono per lo più lettere istruttive su vari argomenti. Le lettere furono pubblicate per la prima volta dalla vedova di suo figlio Eugenia Stanhope nel 1774. Chesterfield cercò di dissociare l'argomento dai costumi della morale convenzionale, sostenendo che il dominio dell'etichetta era un'arma importante per il progresso sociale. Le lettere erano piene di saggezza ed elegante osservazione e deduzione percettiva. Chesterfield personificava la restrizione della buona società del diciottesimo secolo, scrivendo, per esempio, nel 1748:

Mentre l'era vittoriana iniziò in Inghilterra nel 1837, quando una rivoluzione alla fine consolidò i dilemmi economici, sociali e religiosi; in Francia fiorì uno dei più importanti movimenti economici della storia con la sua Belle Epoque che avrebbe in seguito influenzato il modernismo europeo. Questo periodo segnò l'inizio di molti precetti che adottammo in America più di un secolo dopo che includevano i costumi raffinati della cultura civilizzata che persistono ancora nell'attuale postmodernismo. In epoca vittoriana, l'etichetta era diventata un sistema di regole eccezionalmente complicato che regolava tutto, come il metodo corretto per scrivere lettere e usare l'argenteria; Interazioni regolate minuziosamente tra classi diverse e genere.

Tra gli autori che hanno studiato a fondo questo periodo possiamo citare il libro The Process of Civilization di Norbert Elias, il quale sosteneva che le buone maniere emergevano come un prodotto della vita di gruppo e persistono come un modo per mantenere l'ordine sociale. Ha teorizzato che i modi proliferano dal Rinascimento in risposta allo sviluppo dello "stato assoluto" - la progressione da un piccolo gruppo che vive alla centralizzazione del potere da parte dello stato. Elia crede che i rituali associati ai modi nella Court Society of England fossero strettamente legati allo status sociale. Per lui, le buone maniere dimostrano la posizione di un individuo all'interno di un social network e agiscono come mezzo attraverso il quale l'individuo può negoziare quella posizione.

Questo è il modo in cui, secondo Curtis, vengono specificatamente indicate tre categorie di maniere; igiene, cortesia e norme culturali, ognuna delle quali aiuta a spiegare il ruolo sfaccettato che i comportamenti giocano nella società. Queste categorie si basano sul risultato piuttosto che sulla motivazione, i modi e i comportamenti individualmente e possono rientrare in 2 o più categorie.

- I modi igienici: sono modi che influenzano la trasmissione di malattie. È probabile che vengano insegnati in tenera età, principalmente attraverso la disciplina dei genitori, l'osservanza di un comportamento positivo intorno alla continenza con fluidi corporei (come l'addestramento del gabinetto) ed evitando o eliminando gli elementi che rappresentano un rischio di malattia per i bambini. Si prevede che, in età adulta, i modi di igiene siano così radicati nel proprio comportamento; che diventano una seconda natura. È probabile che gli stupri suscitino risposte spiacevoli.

- Modalità di cortesia: dimostrare la capacità di mettere gli interessi degli altri prima dei propri. Aiutano a massimizzare i benefici della vita di gruppo regolando l'interazione sociale. Il comportamento di evitare la malattia può a volte essere compromesso nel rispettare le buone maniere. Possono essere insegnati allo stesso modo delle pratiche igieniche, ma è probabile che vengano anche appresi indirettamente (cioè attraverso l'osservazione delle interazioni degli altri) (cioè attraverso le funzioni esecutive del cervello).). L'apprendimento delle abitudini di cortesia può avvenire in età avanzata rispetto ai modi di igiene, dal momento che gli individui devono avere almeno alcuni mezzi di comunicazione e un po 'di autocoscienza e posizionamento sociale. La violazione delle abitudini di cortesia si traduce più frequentemente in disapprovazione sociale.

- **Modalità di norme culturali:** di solito dimostrano identità all'interno di uno specifico gruppo socio-culturale. L'aderenza alle norme culturali consente la demarcazione delle identità socioculturali e la creazione di confini che informano che è legittimo o che sarà considerato come "altro". I modi delle norme culturali vengono appresi attraverso la routine quotidiana della "famiglia" e attraverso l'esposizione a ciò che è estraneo. Le norme culturali, per la loro stessa natura, hanno un alto livello di variabilità tra i gruppi, ma sono probabilmente comuni a tutti coloro che si identificano con un'identità di gruppo.

Etichetta sociale e aziendale

Quando si cerca di riconoscere le tendenze attuali sull'uso delle regole dell'etichetta per il campo lavorativo e gli eventi sociali, esiste in una certa misura un insieme di norme, che sebbene non siano definitive né uguali in tutte le parti del mondo, se esse hanno segnato una pietra miliare nella società mondiale e sono emersi dalla fine del secolo scorso e sono mantenuti durante il XIX secolo. Molte di queste norme le conosciamo già perché ci siamo adattate alle abitudini considerate normali, e siamo stati plasmati all'interno di uno standard che è stato modificato da accessori di abbigliamento che non possiamo garantire che cambino o imitino le basi dello stile quando si vestono.

Organizza o è obbligato a essere utilizzato da tutti noi per stabilire un legame di appartenenza al gruppo.

Ai fini dello studio in questo manuale di estetica, consideriamo abbigliamento, abbigliamento, calzature, abbigliamento folcloristico o etnico e altri accessori di abbigliamento come parte dell'etichetta di un gruppo sociale.

La sociologia, che è la scienza che studia sviluppo e funzione sociale, lascia l'antropologia incaricata dello studio degli esseri umani da una prospettiva biologica, sociale e umanistica. È diviso in due campi principali: l'antropologia fisica, che si occupa dell'evoluzione biologica e dell'adattamento fisiologico degli esseri umani e dell'antropologia sociale o culturale, che si occupa dei modi in cui le persone vivono nella società, cioè le forme di evoluzione di la loro lingua, cultura e costumi. Ecco perché l'antropologia è fondamentalmente multiculturale.

Lasciarsi alle spalle le tinture naturali e aromatiche di alcune culture primitive e indigene dalla Nuova Zelanda all'antico Egitto usate per decorare il corpo attribuendo poteri magici al nemico, o proteggendo contro le alte temperature, sono le prime indicazioni storiche dell'uso del trucco nelle notizie Le culture del Mediterraneo li adottarono dalla cultura ebraica, che passò ai Romani e si diffuse in tutte le colonie europee. Più recentemente, nel mezzo del modernismo, troviamo due donne pioniere in cosmetologia e design della moda. Uno di loro è Elizabeth Arden, nata nel 1884, ed era una rinomata estetista e produttrice di cosmetici americani di origine canadese. Il suo profondo interesse per la chimica e la conoscenza infermieristica gli ha permesso di portare un approccio scientifico all'industria dei cosmetici. Una delle sue massime era: "La bellezza deve coniugare natura e scienza". Era una brillante commessa che sapeva come creare i propri prodotti per il trucco femminile e migliorare quelli già esistenti sul mercato, aggiungendo altre fragranze piacevoli. Nel 1910 aprì il proprio salone di bellezza sulla prestigiosa Fifth Avenue a New York, la cui porta d'ingresso, dipinta di rosso, sarebbe diventata un famoso segno distintivo dell'azienda. Poco tempo dopo aprì la sua seconda stanza a Washington DC. Tra il 1915 e il 1920 introdusse sul mercato più formule cosmetiche di qualsiasi altro produttore. Nel 1929 la sua azienda, che aveva già camere a Londra e Parigi, ottenne profitti lordi di 40 milioni di dollari all'anno, attraverso vendite dirette o per posta. Ha creato la nozione di "armonia cromatica" suggerendo che le donne potevano scegliere il trucco in base ai vestiti che indossavano invece del colore della loro pelle. Negli anni '30 aprì le prime cliniche di riposo dedicate alla bellezza e alla salute e allargò la sua industria al settore della profumeria. La sua prima fragranza si chiamava Blue Grass.

L'altro precursore delle grandi case di moda internazionali è Coco Chanel. Fu un designer francese che morì nel 1971 fu trasformato in un mito grazie alla sua personalità distante ed enigmatica. Riuscì a imporre uno stile senza tempo al di fuori di tutte le mode. Il famoso abito che porta il suo nome è ancora un simbolo di eleganza. Subito dopo la guerra, Chanel inizia a creare a poco a poco una delle più importanti case da cucito del tempo. Le sue relazioni maschili spesso forniscono ispirazione, creando, ad esempio, abiti con motivi slavi nel periodo in cui frequenta il Granduca Dimitri, cugino dell'ultimo zar russo. In seguito, adottò elementi del vestito del Duca di Westminster, un uomo reputato essere l'uomo più ricco d'Inghilterra, come il maglione di lana, la pelliccia, il berretto da marinaio o il gilet di tweed per adattarli all'abbigliamento femminile, conferendo su di essi un tocco moderno e dinamico, che unisce comfort ed eleganza. Chanel diventa una delle prime donne a lanciare la moda capelli corti, decisamente contraria alla raffinatezza sostenuta dallo stilista Paul Poiret che l'ha accusata di voler trasformare le donne in "piccoli telegrafisti sottonutriti". Favorisce una semplicità attentamente studiata con outfit pratici, come i primi pantaloni, la gonna corta plissettata, la giacca con tasche e il famoso abito corto nero (colore fino ad allora riservato esclusivamente al lutto): uno stretto, senza colletto, con maniche lunghe e senza polsini, in crepe della Cina secondo lo stile maschile da usare. Questo completo, chiamato "una Ford firmata Chanel" dalla rivista Vogue, è stato copiato innumerevoli volte e sarebbe presto diventato un classico della moda femminile. Rifiutando la qualifica di genere povero, con cui le sue creazioni erano spesso qualificate, Chanel sapeva distinguere la sobrietà della povertà: l'abbigliamento delle donne deve essere semplice ma, in cambio, deve essere accompagnato dagli appropriati complementi. Per questo ricorre, ad esempio, alla bigiotteria, mescolando pietre semipreziose, strass e perle false, braccialetti con il motivo della croce di Malta, spille di ispirazione bizantina o motivi animali, floreali o di conchiglia. La creazione di questi complementi è stata diretta da Étienne de Beaumont, Paul Iribe e, soprattutto, tra il 1929 e il 1937, da Fulco di Verdura, che ha saputo dare una sua identità ai gioielli Chanel. Nel mondo degli affari le abitudini dei costumi sono più esigenti, l'etichetta all'interno di un'azienda è l'insieme di regole di condotta scritte e non scritte che rendono le interazioni sociali più efficaci. L'adeguamento all'etichetta estera è un complemento importante dello shock culturale, che offre un mercato interessante per i manuali aziendali. Altre risorse includono istituzioni commerciali e diplomatiche, che sono disponibili solo in alcuni paesi come il Regno Unito.

Per quanto riguarda la fase di ricerca di lavoro, queste regole spesso riecheggiavano in un'industria o in un'economia. Ad esempio, il 49% dei reclutatori intervistati nel 2005 dall'American National Association of Colleges and Recruiters ha notato che l'abbigliamento non tradizionale sarebbe stata una grande influenza per considerare un potenziale candidato per la posizione. L'etichetta degli uffici, in particolare, si applica a un gruppo di lavoro di interazione, escludendo le interazioni con i contatti esterni, come clienti e fornitori. Durante le riunioni di gruppo negli Stati Uniti, l'assemblea potrebbe seguire le regole dell'ordine di Robert, se non ci sono altre politiche aziendali per controllare una riunione. Nel 2011 un gruppo di esperti di etichette e un gruppo internazionale di imprese hanno costituito un'organizzazione senza scopo di lucro chiamata Iitti per aiutare le risorse umane (risorse umane) delle multinazionali a misurare le capacità di etichettatura dei potenziali dipendenti. il processo di contrattazione attraverso la standardizzazione dell'immagine e l'esame dell'etichetta, simile a quello che fa ISO per le misurazioni dei processi industriali.

Vestito: dall'informale al formale

Le regole del lavoro, l'etichetta sociale e quotidiana al momento della vestizione si applicano allo stesso modo sia per le donne che per i signori, tuttavia per distinguere lo stile informale, semi-informale e lo stile completamente formale, il suo ambito di utilizzo negli eventi, i colori di uso più accettato secondo la carnagione, le forme secondo la statura del corpo e quando gli accessori dovrebbero essere usati o meno; sono compilati di seguito esclusivamente.

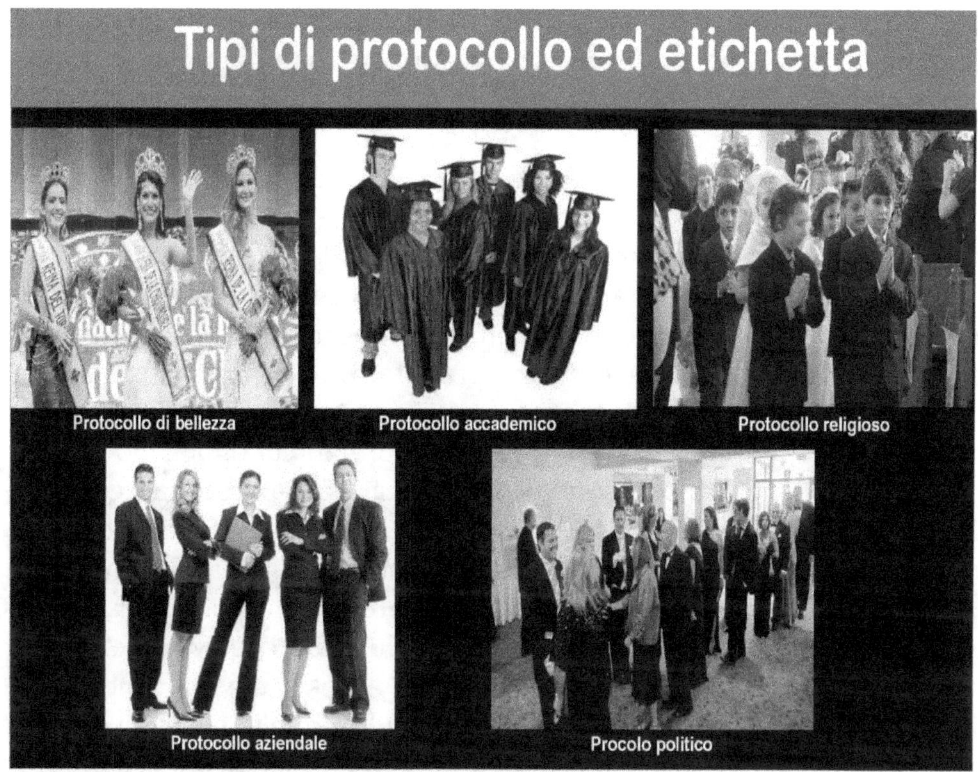

• Stile informale: è il modo in cui ognuno di noi deve esprimere il proprio gusto personale attraverso la meticolosa selezione di ciascun capo, significa comfort e libertà, ma allo stesso tempo ha i suoi limiti in termini di consistenza dei tessuti colorati e la copertura delle estremità. Cioè, possiamo raggruppare "l'informalità" come uno stile che non mantiene le regole della decenza, della serietà e della puntualità come lo stile sportivo, i vestiti per essere a casa e l'estate. Quando vestirsi per partecipare a eventi, vacanze o giri in spiaggia, solo in questo stile è il colore bianco, crema e colori così sorprendenti al neon consentito. Esempi di abbigliamento casual nelle donne sono camicette senza maniche, T-shirt, minigonne, shorts e abiti con un taglio al ginocchio semplice che sono accompagnati da ciabatte o pantofole, pantofole o scarpe da tennis sempre basse, sandali e cappelli o cappelli estivi. Nel caso di abbigliamento casual da uomo citiamo magliette, pantaloncini, sport o metà polpaccio per attività di campeggio o all'aperto, questi indumenti possono essere accompagnati da cappellini, occhiali e ciabattine o pantofole, scarpe o tennis. Qui le convergenze molto strette e sciolte portano conforto quando si vestono. Anche interi costumi da bagno, infradito di uomini o donne sono considerati informali. Indossare tatuaggi esposti, l'uso di piercing, orecchini e bracciali intrecciati o in pelle sono anche considerati informali che denotano l'espressione artistica della propria personalità e dovrebbero essere coperti da trucco o maniche e cappotti lunghi in caso di medicazione più formale.

• Stile casual o semi formale: è uno stile che si allontana dal degrado informale e si avvicina un po 'alla moderazione della formalità senza raggiungere l'estremo, che di solito assume l'uso di giacche, gilet, corpetti, cretini e jacos. Dovresti evitare abiti molto larghi e molto stretti, come con lo stile formale. Prêt-à-porter è il sistema di produzione e vendita di articoli di moda in serie, con diverse misure previste. È un'espressione francese che significa "ready to go", spesso usata in opposizione al classico haut couture o al sistema della moda haute couture, in cui ogni capo è stato cucito a misura nell'officina stessa. In effetti, il prêt-à-porter ha significato la piena integrazione del design industriale nel mondo della moda, dove ha introdotto o rafforzato concetti come l'economia della produzione, della funzionalità o del consumo. Il termine ebbe origine nell'industria tessile della Gran Bretagna e degli Stati Uniti (dove fu usato l'equivalente inglese pronto per l'uso), ma fu in Francia, intorno al 1950, dove il concetto fu incorporato, nel periodo postbellico, nella cultura della moda di qualità. Inoltre, a seconda della stazione meteorologica e della gravità dell'evento; vengono aggiunti accessori di abbigliamento come l'uso di cappelli a tesa corta o media, berretti, solo quelli con colori luminosi o caldi, o tonalità pastello e motivi a motivi, ma mai bianchi. Senza spingersi fino a includere la rigidità dei cappelli a coppa, il tacco alto o il copricapo di complesse acconciature femminili. Negli uomini questo personaggio descrive l'uso di camicie a maniche lunghe senza disegni di colori pastello, tuxido, impermeabili, giacche e giubbotti in pelle abbinati a scarpe dallo stile classico senza lacci o caffettiere, calze dal colore che può essere di colore caky, grigio o nero con alcune pieghe nell'anca. I tipi di pantaloni che segnano la semi-formalità sono le lunghezze, o mid-calf o shorts al ginocchio, possono essere jeans di qualsiasi colore o tipo di tessuto piegato. D'altra parte, le donne che vestono in stile casual o semi-formale indossano camicette a maniche lunghe ai gomiti o lunghe abbottonate al polso o libere. Le opzioni di colori sono più ampie per il sesso femminile, sempre applicando una regola di contrasto tra toni caldi con un altro colore ocra o scuro, mai combinare due toni sorprendenti o due tipi di stampe. Per quanto riguarda le scarpe, sono ammessi sandali e scarpe con tacco medio, mai con suola bassa, aperta o con le dita nude. Flanella o cappotti di lana sono regolarmente accompagnati da camicie semi formali. Non esiste una regola definitiva per quanto riguarda accessori come borse, sciarpe, gioielli o orologi in quanto consente una certa libertà di combinazioni, una situazione che non si verifica con l'etichetta formale. Gli abiti etnici, tipici o folcloristici di ogni paese, possono essere inclusi in questo gruppo, tenendo conto della solennità degli eventi o delle celebrazioni che vengono commemorati ogni anno e specifici per ciascuna cultura.

• Stile formale o etichetta: sebbene non siamo sostenitori delle dottrine capitaliste, dobbiamo riconoscere il rigore della qualità e del prezzo della selezione di abbigliamento formale da vestire quando si partecipa ad eventi di grande importanza sociale limitati alle aree urbanizzate. Per quanto riguarda i sacchi e i pantaloni, i tipi di lino, cotone e seta si distinguono dai capi in tessuto sintetico che, sebbene possano essere più economici, sono anche più scomodi. Raccomandiamo abiti o completi blu scuro o grigio scuro, che sono toni formali che si traducono in formalità. Lo smoking nero dovrebbe essere impeccabile senza lanugine di tessuto a causa dell'uso o dello scolorimento, non è consigliabile usare il caffè poiché si ritiene che lo stia trasmettendo. Il taglio di solito è sempre di tipo classico dritto, senza pieghe. La camicia è bianca di regola con le maniche lunghe perché si ritiene che dia più luce al tutto e trasmetta nitidezza, ad eccezione delle strisce verticali. La cravatta dovrebbe sempre essere scelta tra toni sobri, evitando l'informalità di combinarli con figure ingannevoli o scarabocchi che denotano una personalità complicata e non ordinata, mentre i loghi sportivi o con i cartoni animati in un'area che non corrisponde o non è correlata all'evento che dovrebbero essere evitato in un certo grado di abitudine. Il codice colore nei legami esiste e può essere riassunto come segue: I toni formali sono blu, grigio o argento e sfumature pastello. I toni pastello rosa e lilla o viola sono i meno popolari per proiettare l'ingenuità e il candore esagerato. Il rosso proietta azione o aggressività, quindi tende a essere molto sorprendente. Mentre l'oro trasmette l'interesse monetario. Le linee verticali sono raccomandate per le persone di bassa statura, mentre le stampe a scacchi o le linee orizzontali sono raccomandate per assottigliare le persone di norma. Infine, i signori che indossano accessori o accessori formali come portafogli in pelle vengono aggiunti se vengono accettati nel settore esecutivo, dove si raccomanda di mantenere l'ordine e la pulizia nella presentazione di documenti come il curriculum. Gli strati o gli impermeabili sono un complemento dell'inverno nei paesi con climi temperati accanto agli stivali alti che vengono utilizzati anche dalle donne, come succede con i guanti. Gli abiti da donna devono essere haute couture o haute couture che coprono l'abbigliamento di collezioni esclusive, realizzati da singoli designer per una clientela piccola e ricca, come l'abbigliamento di negozi di marchi internazionali. Le principali case di moda di Parigi sono Dior e Chanel. Spagna Balenciaga, Paco Rabanne, Adolfo Domínguez e Vittorio & Lucchino, tra gli altri. In Gran Bretagna, le più importanti case di moda sono Norman Hartnell, Hardy Amies e Belville Sassoon, tutti famosi per vestire la famiglia reale. In Italia spiccano Giorgio Armani, Gianni Versace e Romeo Gigli. Altre famose aziende distribuiscono lingerie e profumeria di alta qualità nei grandi magazzini. Gli abiti da sera o gli abiti sono il modello ideale della donna che veste formalmente dove la vestibilità della figura e la lunghezza fino alle caviglie, così come la scollatura con o senza maniche sono lo stile stabilito nel tempo attuale senza cambiamenti estremi che sono stati accettati I tessuti delicati e luminosi come l'organza, il raso e altri sono esclusivamente per le donne a tutti i livelli di formalità. Scarpe con i tacchi alti e acconciature complesse e attente sono le altre caratteristiche di questo stile. Questo è lo stile del vestito adatto a mantenere il livello di alta solennità, come matrimoni, eventi governativi, stato di lavoro aziendale come corporazioni, aziende e alti dirigenti. I profumi sono anche un altro aspetto dei sensi estetici che sono in grado di creare una buona impressione nella nostra società, così che a causa del loro alto valore commerciale le buone abitudini igieniche sono considerate parte, anche se si suggerisce di usarlo moderatamente poiché esagera l'impressione che qualcosa è nascosto.

Negli ambienti di lavoro le uniformi maschili o femminili sono abiti caratteristici dei membri delle unità commerciali, del governo, dei militari e di altri servizi che li distinguono dai civili e da altri gruppi. Anche se soldati, infermiere e medici hanno sempre indossato abiti specifici, tra cui un'armatura protettiva, l'uniforme militare non ha iniziato ad evolversi nel modo in cui è conosciuta oggi fino alla seconda metà del diciassettesimo secolo. Prima che alcune unità militari, in particolare le guardie del palazzo e la scorta personale della famiglia reale, indossavano abiti con un design omogeneo, anche se la maggior parte dei soldati combatteva vestendo un variegato assortimento di semi civili. Altre professioni che li usano molto sono nel settore turistico come camerieri, hostess, aviazione. Negli ultimi anni vediamo come anche i servizi privati di navi marittime o marine hanno adottato il proprio codice di abbigliamento in contrasto con quelli appartenenti agli uffici governativi. Ci sono casi in cui la quantità di vestiti è quasi nulla come ballerini di discoteche o ballerini da tavolo, ecc.

L'etichetta nel mondo degli affari può variare notevolmente a seconda del paese, che invariabilmente si riferisce alla loro cultura. Ad esempio: una differenza notevole tra la Cina e l'Occidente nel galateo aziendale è evitare conflitti tra i partner. Le aziende cinesi preferiscono guardare alla gestione delle relazioni per evitare conflitti, mentre l'Occidente lascia la soluzione dei conflitti all'interpretazione della legge attraverso contratti e avvocati.

Dogana a livello culturale

Da questa parte del pianeta siamo governati dalla tradizione cristiana o occidentale che è stata sviluppata dai secoli passati per essere conservata, ampliata e modificata da sottili differenze tra ogni regione o paese, ma dalla stessa radice latina. Tuttavia, in altre culture antiche, i rituali cerimoniali e anche il semplice atto di cenare o di ricevere il nuovo anno, comportano regole di comportamento che devono essere applicate anche quando gli stranieri si trovano in una terra sconosciuta, Per mantenere rispetto e valori, prima di stabilire rigide basi sociali, vediamo altre volte che le tradizioni di altre culture vicine si mescolano con quelle orientali, e si traducono in eventi successivi. Per esempio, mettiamo a confronto i diversi riti ed eventi sociali di intimità religiosa praticati in diversi continenti come nascite, battesimi, matrimoni e sepolture dove indossano abiti folcloristici o etnici e non abiti occidentali, tra le altre caratteristiche.

Alcuni di questi continenti o regioni sono: Asia, Medio Oriente, Oceania ed Europa.

La fortuna e il destino futuro sono sempre stati una preoccupazione costante nella mente dell'uomo nel corso della storia, fino al punto di produrre paura in previsione del futuro in termini di prosperità e salute, sempre prodotta dalla tendenza a credere in Dio o prima della minaccia di gli dei supremi che controllano le forze della natura, il tempo dei raccolti, la siccità, il cielo, le malattie, l'aldilà e la morte stessa. Le pratiche e le convinzioni superstiziose sono comuni in situazioni che comportano rischi elevati, possibilità o incertezza, nonché in periodi di stress o crisi personali o sociali, quando gli eventi sembrano sfuggire al controllo umano. Tuttavia, definire ciò che è o non è superstizioso è un problema relativo. Le credenze di una persona possono essere superstizioni per un'altra. Tutte le credenze e le pratiche religiose possono essere liquidate come superstizioni dai non credenti, mentre i leader religiosi spesso condannano certe pratiche popolari non ortodosse, definendole parodie superstiziose della vera fede.

Tra i riti di passaggio, come li chiamava l'antropologo belga Arnold Vann Gennep, inizia con i riti di iniziazione, che vanno dal periodo della gestazione e culminano con la presentazione pubblica e la scelta del nome per il neofita. La circoncisione dei maschi otto giorni dopo la loro nascita è una cerimonia di iniziazione nella religione ebraica. L'Islam impone anche la circoncisione dei bambini maschi prima del matrimonio. La cerimonia del battesimo in acqua è un esempio di rituale religioso di nascita praticato da ebrei e cristiani nel corso della storia, che presuppone l'ammissione del neofita nella comunità religiosa.

Nel frattempo, ai matrimoni nella tradizione occidentale c'è una tradizione presa dai matrimoni orientali e cioè gettare i chicchi di riso alla coppia che si unisce. Altre cose che vengono gettate dalla parte della sposa è il suo bouquet da sposa per il pubblico non sposato o, a volte, è il suo nastro di lingerie.

Finalmente troviamo le sepolture, che è una pratica funeraria che consiste nel depositare il cadavere in una tomba o in una sepoltura sotterranea. Altri sistemi di sepoltura sono: il funerale in mare, il rilascio del cadavere in acqua al di qua di una nave, l'esposizione del corpo ad elementi atmosferici, le usanze praticate dagli Inuit o la cremazione.

Queste pratiche sono solitamente precedute e accompagnate da diversi riti funebri, come l'imbalsamazione. Negli anni che seguirono la caduta della dinastia Han nell'anno 220, l'arrivo degli stranieri e l'instabilità politica influenzarono le idiosincrasie dell'arte cinese. Il buddismo, introdotto nel primo secolo, portò nuovi stili di architettura, scultura e pittura dall'India. Inoltre, con la dottrina buddhista, che introduce il concetto di reincarnazione, l'usanza delle sepolture opulente diminuì. A volte vengono assunti i dolenti, che non sono parenti del defunto, in modo che piangano e piangano. Anche i momenti e i luoghi in cui i parenti dovrebbero mostrare la loro tristezza possono essere definiti dalle regole tradizionali. Alcuni antropologi hanno osservato che, nonostante la grande variazione delle pratiche funerarie, ci sono sempre quattro principali elementi simbolici. Il primo simbolismo è il colore. Sebbene l'associazione del nero con la morte non sia universale, l'uso di abiti neri per rappresentare la morte è molto diffuso. Un secondo elemento sono i capelli dei parenti, che possono essere rasati o, al contrario, lunghi e disorganizzati come segno di tristezza. Un terzo elemento è l'attività rumorosa con ritmi di batteria o qualsiasi altro strumento. Infine, e come quarto elemento, c'è l'uso di alcune pratiche mondane nella processione con il cadavere. L'interpretazione antropologica classica considera le cerimonie che circondano la morte e quelle che accompagnano la nascita, l'iniziazione all'età adulta e il matrimonio come riti di passaggio.

In termini sociali, il significato simbolico della morte è visto più chiaramente ai funerali dei governanti. La cremazione viene praticata in alcune culture con l'intenzione di liberare lo spirito dei morti. L'esposizione all'aperto è comune nelle regioni artiche e tra i seguaci di Parsis di un'antica religione persiana, lo zoroastrismo, dove ha anche un significato religioso. Pratiche meno comuni includono la caduta della carcassa nell'acqua dopo il trasferimento in barca e il cannibalismo in India.

Nelle culture in cui la tribù o la nazione sono personificate nel sovrano, questi funerali diventano un dramma politico a cui partecipa l'intero paese. Le piramidi d'Egitto, ad esempio, divennero un simbolo e una prova dell'autorità reale. Poiché i faraoni incarnavano la permanenza sociale e l'autorità spirituale e temporale, la sua morte metteva in pericolo tutti questi elementi. La partecipazione dei suoi successori ai rituali funerari fornì un senso di continuità. In Tailandia, dopo la cremazione del monarca, il nuovo re ei membri della famiglia reale cercavano tradizionalmente frammenti di ossa nelle ceneri. Queste reliquie divennero oggetti di culto che, indirettamente, significavano la continuità della presenza e dell'autorità del monarca defunto. Nelle società pre-colombiane dell'America, la morte era un evento molto ritualizzato, che richiedeva cerimonie di ogni tipo, accompagnate da offerte, cibo e oggetti di accompagnamento, e doni molto utili durante il lungo viaggio iniziato dopo la morte. Tra i Maya la sepoltura era diversa a seconda della classe e della categoria del defunto. Le persone comuni si seppellivano sotto il pavimento della casa, ma i nobili venivano cremati e sulle loro tombe venivano eretti templi funerari. Gli Aztechi, che credevano nell'esistenza di paradisi e inferni, prepararono i morti per una lunga strada piena di ostacoli. Dovettero lottare per arrivare alla fine e offrire doni e doni al signore dei morti, che decise il loro destino finale.

In società diverse come in Inghilterra, nella Francia del XVIII secolo e nel popolo di Shilluk in Sudan, i rituali funerari dei monarchi erano legati a idee culturali sulla natura della monarchia, l'ordine politico e il trasferimento di autorità. La sepoltura di un governante non è solo un evento religioso, è un evento di notevoli conseguenze politiche e cosmologiche.

• Cina: non si dovrebbe mai dare un orologio come regalo perché è considerato sfortuna. Tuttavia, quando la celebrazione del capodanno cinese, che si basa sul calendario lunare e celebrata tra il 21 gennaio e il 19 febbraio, si svolge, vengono presentati con uova o fili parboiled di colore rosso come simbolo di prosperità. È l'evento più importante dell'anno cinese e tradizionalmente le festività durano due settimane. Ogni anno viene assegnato il personaggio di uno dei 12 animali tipici della Cina. Durante questo periodo, le città e le città sono adornate con lanterne colorate, fiori e striscioni colorati che salutano con congratulazioni. Nelle comunità cinesi di Gran Bretagna, Hong Kong e altrove nel mondo, al di fuori della Cina, il solito saluto cantonese è Kung no fat choy, in cui si desidera prosperità.

• Scandinavia: l'Europa del Nord, in quanto precedentemente nota come gruppo di paesi composto da Danimarca, Norvegia e Svezia, ha adottato la tradizione di ricevere buona fortuna. Quando nelle praterie caratteristiche del suo rilievo è consuetudine trovare tra i suoi pascoli alcuni trifogli. Il quadrifoglio e la mitologia scandinava includevano nani, elfi e Norn, che distribuivano molti mortali.

- Turchia: gli uomini turchi si salutano baciandosi sulle guance. Questa è una consuetudine normale in Turchia. Un uomo turco bacia uomini, donne e una donna turca bacia uomini e donne su entrambe le guance. I turchi hanno l'abitudine di togliere le scarpe prima di entrare in casa. Quando un bambino nasce e circonciso, i parenti e gli amici danno loro una moneta d'oro con un nastro rosso. Le donne più religiose non baciano gli uomini. C'è un rituale quando una persona più giovane saluta una persona anziana della stessa famiglia o un amico in cui il più giovane bacia la mano dell'anziano e gli tiene la mano sulla fronte, in segno di rispetto. Le famiglie turche amano offrire qualcosa ai loro ospiti. Può essere il pranzo, la cena o un tè, quindi se hai un invito a visitare una famiglia turca, vai a stomaco vuoto. Normalmente la donna della famiglia cucina piatti deliziosi durante l'intera giornata e offre un banchetto. Assapora un po 'di tutto perché se rifiuti qualcosa, saranno delusi.

- Medio Oriente: nella menopausa della cultura musulmana; che è la cessazione naturale delle mestruazioni, è un processo graduale di cambiamenti nel corpo della donna che include due delle tre fasi di un rito di passaggio: la perdita da parte della persona del suo precedente status e l'acquisizione di uno nuovo. In alcune società mediterranee le donne in menopausa si tingevano i vestiti di nero e si coprivano la testa. Questi segni indicavano che gli uomini non potevano flirtare o conversare con loro e che la donna aveva cambiato il suo ruolo. È stato considerato che secondo la legge musulmana l'assenza di ornamenti è simbolizzata nell'uso del nero come il tradizionale burka, tuttavia alle donne è permesso di vestirsi di qualsiasi colore che non inciti alla lascivia.

- Africa: possiamo osservare alcuni aspetti comuni come l'importante ruolo della danza come veicolo di espressione o comunicazione sociale o spirituale. In Africa il ballerino è più che un interprete; Il ballerino è anche un insegnante, uno storico, un portavoce sociale, un prete, un medium spirituale, un guaritore e un narratore. In alcune di queste tribù la donna che dà alla luce una ragazza viene immediatamente deflorata alla nascita senza il diritto di mantenere la sua verginità.

Il comportamento al tavolo quando si prende il cibo è stato per secoli una norma sociale tra le culture da est a ovest. Ad esempio, nelle rigide culture gerarchiche come la Corea e il Giappone, l'alcol aiuta a superare la stretta barriera sociale tra le classi. Permette un tocco di informalità. È tradizione che l'ospite e l'ospite si alternino a riempirsi le coppe e si stimolino a divorare. Per qualcuno che non consuma alcolici, tranne che per ragioni religiose, può essere difficile sfuggire al rituale del bere sociale. Nella cultura di Hausa, stare in piedi mentre si mangia può essere visto come un comportamento offensivo e inquietante, anche insultare l'ospite mostra una mancanza di rispetto per la scarsità di cibo, è noto come "mangiare con il diavolo" o "commettere santi". In Cina, una persona chi prende l'ultimo alimento da un piatto o una ciotola comune senza prima offrirlo agli altri al tavolo può essere visto come un ingordo che sta insultando la generosità dell'ospite. Tradizionalmente, se i clienti non hanno cibo rimane di fronte a loro alla fine di un pasto, è per il disonore dell'ospite. Negli Stati Uniti d'America, ci si aspetta che un ospite mangi tutto il cibo che gli viene dato, come complemento della qualità della cucina. Tuttavia, è ancora considerato educato offrire cibo da un piatto o una ciotola comuni agli altri al tavolo.

Andando da est a ovest, osserviamo che le posate, che sono gli utensili usati per servire il cibo, è diversa come vediamo le bacchette orientali che si tengono tra il pollice e l'indice, e le forchette e i cucchiai per ogni occasione di West . L'apparizione in Inghilterra del metodo Sheffield nel 1743, con il quale le posate di rame furono placcate con uno strato sottile di questo metallo, ridusse il prezzo e rese possibile l'enorme proliferazione di stili e disegni che è continuata fino ad oggi. I disegni per l'aristocrazia includevano uno scudo o un sigillo di famiglia. Le impugnature dei cucchiai e delle forchette sono state realizzate a poco a poco con una forma curva per un uso più semplice, e in Inghilterra il manico del coltello con impugnatura a pistola (impugnatura a pistola) è diventato popolare. In Francia, la terribile penuria di argento ha portato ad un aumento dell'uso di porcellana fine per le maniglie degli utensili.

Allo stesso tempo, apparvero molti altri articoli per posate, come pentole, filtri per il tè, forbici per l'uva, utensili per servire pesce e pinze per lo zucchero. Inoltre, molte varianti dei tre strumenti di base, cucchiaini da tè, caffè, zuppiere e sale; coltelli da dessert, frutta, burro, pesce e carving, oltre a posate per insalata, dessert e pesce.

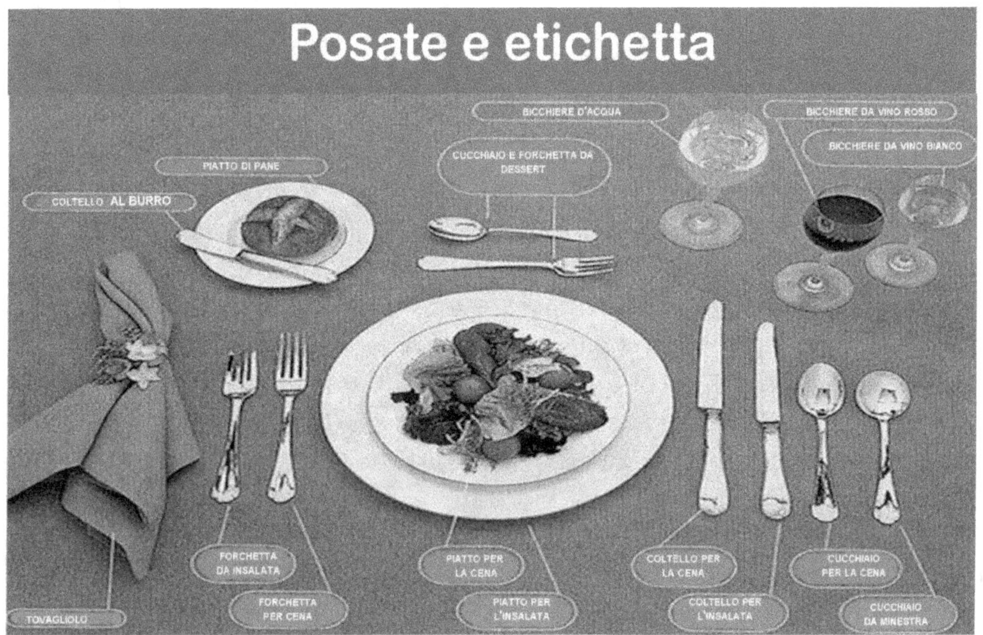

Proiezione artistica

Nell'ampia industria dell'intrattenimento è richiesto anche un elevato standard di proiezione artistica e personale, che combina molte o quasi tutte le strutture dell'estetica e l'espressione di concetti artistici. Per molti questo ideale di realizzazione professionale comporta molti anni di miglioramento in accademie di diverse espressioni artistiche come modellistica, canto, recitazione, voci fuori campo, direzione artistica del teatro, della radio, del cinema e della televisione, e persino nella gestione delle Pubbliche relazioni e concorsi di bellezza. Ogni artista ha il suo stile, ed è per questo che vediamo sempre nel mezzo della società movimenti o espressioni artistiche diverse che cercano di evidenziare idee, valori, concetti e metafore astratte che possono essere interpretate come ammirate o respinte da una società esigente e capitalista di quello che anche la nostra opinione fa parte.

Prendere la decisione di diventare un artista significa avviare un processo di apprendimento delle tecniche giuste per essere in grado di plasmare il talento richiesto per essere considerato dagli ambiziosi "talenti", giurie di concorso o partner di investimento. Il grado di delusione è alto nella grande maggioranza dei sognatori che pullulano nella società globale, con i quali possiamo competere quando lanciamo o semplicemente "tentare la fortuna", mentre forse non supponiamo né il grande impegno del lavoro, la privazione della società e rischio coinvolto nella firma dei vari contratti che richiedono il rispetto di un programma di promozione.

D'altra parte, le qualità sono intrinseche ed ereditate. In passato si pensava che ogni figlio di un artista dovesse essere anche un artista, o che il figlio di un fornaio dovesse imparare a fare il pane, il figlio di un fabbro crescesse saldando il ferro e così via. Si ritiene che l'intelligenza di un bambino sia la capacità di apprendere e comprendere ed enfatizzare le capacità e le attitudini per gestire situazioni concrete, beneficiando dell'esperienza sensoriale. La creazione di condizioni sperimentali espone il potenziale che può essere misurato in termini quantitativi che gli conferiscono un livello di qualifica superiore ai suoi contemporanei, facendolo risaltare per dimostrare le sue capacità senza molto sforzo e naturalmente nel mezzo delle sue azioni nella vita quotidiana.

Non possiamo garantire che i corsi, gli studi indipendenti o le ore di lezione ci garantiscano il successo nella nostra carriera artistica se non seguiamo meticolosamente i passi per raggiungerlo. Le possibilità artistiche sono sempre influenzate dai limiti fisici, che è ciò che viene chiamato il rango sociale degli artisti. Lo status sociale degli artisti è cambiato in Occidente nel corso dei secoli. Nell'età classica e nel Medioevo, i poeti e gli scrittori, usando solo la capacità intellettuale per le loro opere, erano considerati creatori di rango superiore rispetto a attori, ballerini, musicisti, pittori e scultori, che utilizzavano abilità manuali o fisiche. Ma oggi accade il contrario, dove cantanti, attori e ballerini attirano un pubblico più vasto di consumatori rispetto a poeti, scrittori e pittori come in altri decenni.

Per una migliore comprensione, discuteremo separatamente per elencare alcune raccomandazioni e definire le loro funzioni sociali.

• La voce: nel settore della musica, dei media e dell'intrattenimento internazionale, la gestione della voce attraverso la voce, il canto, la declamazione poetica e il doppiaggio vocale sono evidenziati. Si riferisce alla gestione della voce come melodia cantata senza accompagnamento, con ritmi melodici e contorni strettamente correlati ai ritmi del parlato con le relative inflessioni del testo. La locuzione è più legata al campo della radiodiffusione, sia aperta che digitale, televisiva e giornalistica e prevede il mantenimento di un tono di voce medio, con l'aiuto dell'amplificazione del suono dei microfoni, una padronanza linguistica fluente e corretta senza l'uso di chiacchiere e idiomi popolari.

Negli ultimi anni i recital poetici si sono fatti strada in città, ristoranti, parchi e altri eventi culturali con una rinnovata presenza di poeti che rappresentano le più svariate tendenze letterarie. Infine, in relazione all'uso della voce, possiamo dire che tra i generi musicali che hanno influenzato l'evoluzione delle attuali espressioni culturali sono ancora le più popolari ballate afro-americane hip-hop, elettronica, pop, classiche romantiche, reggae e il folclore nazionale.

• Il movimento: esibire arte come il teatro e la danza nella società contemporanea, le danze offrono ai giovani occasioni importanti per incontrarsi, esprimere le figure concettuali della vita quotidiana e soprattutto i ritmi o generi che sorgono nelle aree urbane e suburbane, per indicare qualcosa senza usare parole ma con il proprio stile di abbigliamento. È anche possibile lavorare su concetti sperimentali aiutati dalla danza. I movimenti ritmici sono in grado di rendere il lavoro più veloce ed efficiente, come nelle danze giapponesi eseguite nelle piantagioni di riso. In alcune culture, come il latino, la danza è una forma d'arte, e nel ventesimo secolo alcune danze che erano in origine riti religiosi o intrattenimenti di corte si sono adattate al teatro. Quindi, secondo i modelli classicisti, differisce da quello dei suoi contemporanei in una maggiore cura formale in trame e versi. Nelle sue opere i vizi sono sempre condannati, alla maniera di un lieto fine ed esemplificativo, contro il modello delle nuove commedie degli spagnoli Lope de Vega, Tirso de Molina, Guillén de Castro, Francisco Rojas Zorrilla, tra gli altri, che hanno usato per trarre conseguenze esemplari da situazioni in cui i valori cristiani rasentavano i limiti ambigui e persino pericolosi. Non è fino alla metà del XX secolo che il teatro latinoamericano ha acquisito una certa personalità, quando ha a che fare con i suoi sudditi, prendendo come punto di partenza la realtà dello spettatore a cui è destinato.

Quando si partecipa a una chiamata per modelli di casting o recitazione, vengono mantenute alcune raccomandazioni per coloro che desiderano intraprendere una carriera artistica. Cercare un'agenzia di rappresentanza può essere eccitante e stressante allo stesso tempo, ma in ogni caso è importante sapere che non tutte le agenzie sono uguali o cercano le stesse caratteristiche dei modelli.

Durante la ricerca, fissare un appuntamento da applicare in base alle preferenze di ciascuna agenzia. Fare qualcosa di diverso dall'impatto invierà la tua applicazione nel cestino.

Quando vengono aperte le chiamate ai casting, è particolarmente importante seguire le regole per mettersi dalla parte dell'agenzia. Ricorda che parte dell'essere un buon modello sta avendo la capacità di seguire le istruzioni. Se non si riesce a soddisfare i requisiti per una chiamata aperta e si partecipa, ciò dà una brutta impressione iniziale e potrebbe implicare che lo staff di scouting dell'agenzia non segua bene le istruzioni.

Chiamate di trasmissione: quando cerchi una chiamata per lo scouting dei modelli, devi sapere che non tutte le agenzie effettuano chiamate aperte per la disponibilità. Il modo migliore per trovare queste informazioni è visitare il sito web dell'agenzia di modelle. Eventuali dettagli sulla chiamata di casting saranno indicati se viene offerto o l'agenzia può stabilire che non organizzano chiamate di casting aperte. Se loro non li menzionano; questa è la prova che non la usano.

Conosci bene la tua agenzia e seguila: non perdere mai una chiamata al casting. Controlla sempre le informazioni sul sito web dell'agenzia di modelle per scoprire come gestiscono il loro database, quando si verificano, a che ora e stimano quali costumi dovresti indossare. Seguendo le istruzioni si lasciano le cose più semplici all'agenzia.
Centinaia di modelli promettenti vengono presentati al casting e solo alcuni, adeguatamente preparati, saranno un periodo di lavoro con il team dell'agenzia.

Prepara la tua prenotazione: un fotografo professionista è la persona ideale per aiutarti a creare una "prenotazione" che è un termine inglese che designa un portfolio di precedenti lavori di modellazione che hai fatto come modello. Se sei un modello per principianti, dovresti anche avere una prenotazione di almeno un servizio fotografico che includa stili versatili, sia classici che moderni, eccentrici o etnici, poiché non sai mai in quali di questi i dirigenti dell'agenzia possono prendere in considerazione,

Prima dell'inizio del casting: Ogni agenzia di modelle stabilisce i giorni di chiamata, può essere uno o due giorni alla settimana, una volta al mese o anche meno frequentemente, come una volta all'anno. La durata di un casting è di circa due ore, quindi se si applica a più di un'agenzia, deve essere molto organizzata e mantenere meticolosamente un ordine del giorno. Ricorda che non sei l'unico a partecipare, quindi è preferibile arrivare prima dell'orario stabilito e avere pazienza di iniziare, anche se la linea di persone è già lì.

Porta un amico al casting: se sei un modello minore, il tuo tutore o parente autorizzato deve partecipare con te al momento del casting. Nessuna eccezione, solo un genitore dovrebbe essere portato, neonati o bambini piccoli non dovrebbero essere presi. Per i modelli di età superiore ai 18 anni, possono andare da soli, anche se è consuetudine assistere con un assistente di immagine personale che non deve lasciare l'area dello spogliatoio poiché il loro lavoro dovrebbe consistere solo nel fornire assistenza in trucco e costumi. Non dovresti mai entrare nello studio di casting.

Vestiti con saggezza: partecipare ad una chiamata di casting è la tua opportunità per l'agenzia di sapere come stai.

Lo scopo è che ti conoscono brevemente e valuti il tuo potenziale. Ciò non significa che si partecipa a dimostrare i migliori pezzi di guardaroba di haute couture, ma per dimostrare la versatilità del tuo personaggio. Alcune agenzie danno suggerimenti sul tipo di abbigliamento che devono indossare il giorno del casting, se non vi è alcun dettaglio allora è consentito un certo grado di informalità come scarpe da ginnastica pulite, jeans e magliette, preferibilmente di colori solidi. Se il casting è per la stagione estiva si consiglia di includere un costume a due pezzi. I capelli devono essere asciutti e maneggevoli per ogni modello da modellare.

Evita le distrazioni: se stai frequentando la scuola o l'università, evita distrazioni come parlare al cellulare, giocare o fare i compiti. Devi dimostrare che il casting ha tutta la tua attenzione. Non farlo, mostrerebbe che hai cose migliori da fare che partecipare al casting. È successo in alcuni casting che i modelli sono così distratti con i loro telefoni cellulari che il team di scouting li ignora e lascia passare gli altri, quindi ti consigliamo di stare attento alla chiamata da valutare o valutare.

Goditi il tuo momento di glamour: il consiglio di modellazione più imprescindibile, o in qualsiasi altro luogo è quello di rilassarsi, sentirsi pieno ed essere te stesso per mostrare alla squadra una personalità estroversa e genuina. Né esagerare con troppe espressioni lusinghiere come: "Wao, quanto è meravigliosa l'agenzia e i suoi modelli". La chiamata al casting è affinchè tu brilli, quindi ascolta l'agenzia, rispondi alle tue domande dando il meglio delle tue capacità e sorridi.

Se le tue qualità vanno ben oltre la gestione delle tue pose in uno studio fotografico e all'aperto, avendo una buona memoria per i dialoghi, padroneggia perfettamente le tue emozioni e sentimenti per proiettare una personalità sorprendente davanti alle telecamere, il tuo sogno può essere quello di lavorare come attore o attrice Forse hai detto "fallo" per un po ', stavi aspettando che il telefono squillasse, ma non ci sono ancora state chiamate di ritorno.

Perché si dice che ciò che separa i veri professionisti dagli "aspiranti" non è l'ispirazione, ma la preparazione e l'esecuzione. Assumi il controllo del tuo udito con questi dieci consigli utili per migliorare le tue capacità.

1. Fiducia: sembra semplice ma richiede molta pratica. Cammina attraverso la porta a testa alta, sii attento quando muovi i tuoi passi. Se non ti piacciono le simpatie e sei nervoso, non ti senti bene o hai avuto una brutta giornata.

Lascialo dietro la porta. Vieni caratterizzato dal secondo in cui sei entrato, quindi pratica le posture e il linguaggio del corpo prima di entrare. E non dimenticare di sorridere, è l'unica impressione che vuoi lasciare.

2. Personalità: lasciala brillare per tutto il tempo. Non dare una risposta in una sola parola quando hai una conversazione con il direttore del casting, chiediti. L'industria è alla ricerca di attori audaci e curiosi.

3. Connessione: creane uno con il lettore, memorizza il materiale o familiarizza abbastanza con esso per mantenere un punto di vista. Conoscere il dialogo è importante, ma creare una connessione emotiva con il personaggio è ciò che renderà la scena naturale e credibile.

4. Carattere: conosci bene il tuo personaggio. Leggi la sceneggiatura completa in anticipo su qualsiasi argomento, il più volte possibile. Conosciamo un personaggio che risponde al seguente:

- Cosa dice di se stessa?
- Cosa dicono gli altri personaggi di lui o lei?
- Cosa dice la sceneggiatura o lo scrittore di lui o lei?

5. Obiettivo: vedere e svelare il dialogo. Cosa sta cercando da altri personaggi?

6. Ostacoli: cosa impedisce al personaggio di ottenere ciò che desidera? La recitazione è definita come ciò che ti accade mentre cerchi di raggiungere il tuo obiettivo, nonostante gli ostacoli?

7. Opposizione: piangere non è l'unico modo per mostrare odio o rabbia. A volte essere ancora come se riesci a mirare è una potente dimostrazione di emozione. Giocare ai lati opposti è una selezione più interessante dell'essere ovvi.

8. Amore: trova l'amore nella scena. Anche i personaggi offensivi e spietati devono essere interpretati ad un certo livello di simpatia. Come antagonista devi anche trovare un momento d'amore nella scena.

9. Act: Act significa fare, non parlare. Trova le tue azioni e interpretale, alcuni libri di recitazione possono essere utili qui.

10. Varie: percepisci i livelli e le dinamiche della scena. Interagisci, non giocare con una sola emozione. Se il personaggio è arrabbiato e inflessibile, scopre quando il personaggio può dimostrare una certa vulnerabilità.

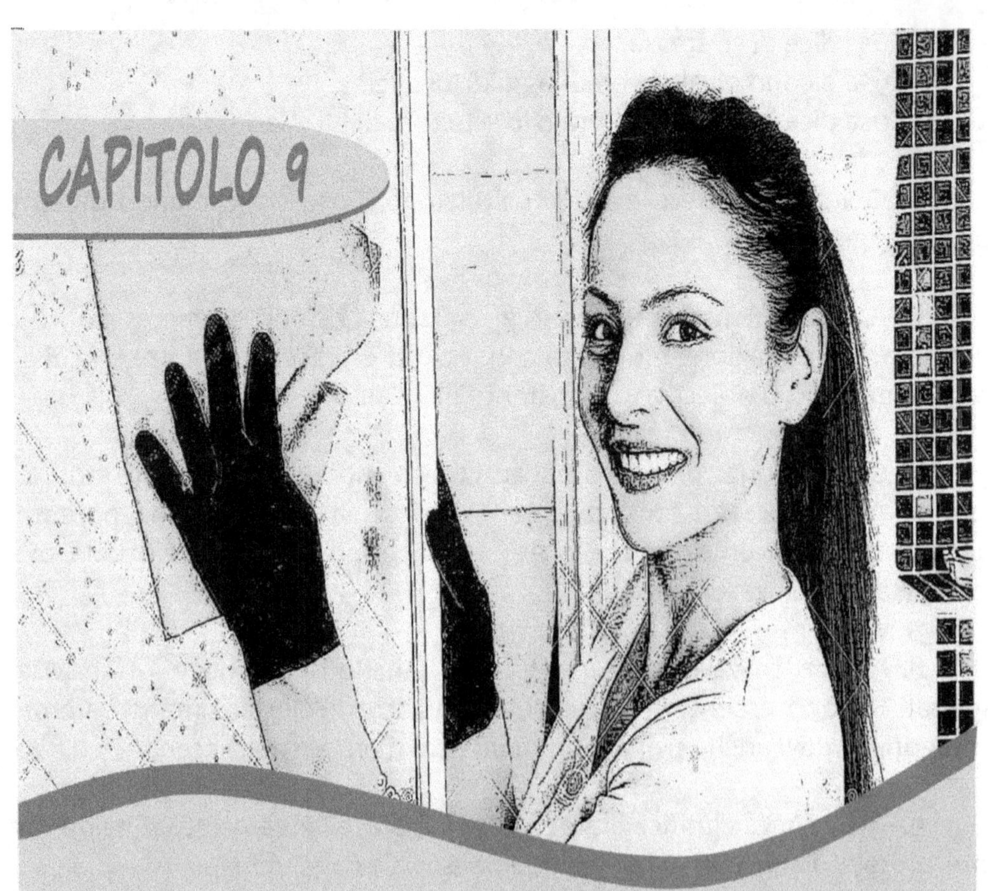

BIOSICUREZZA

- Basi scientifiche della biosicurezza
- Regole di sicurezza
- Etica professionale dell'esteticista

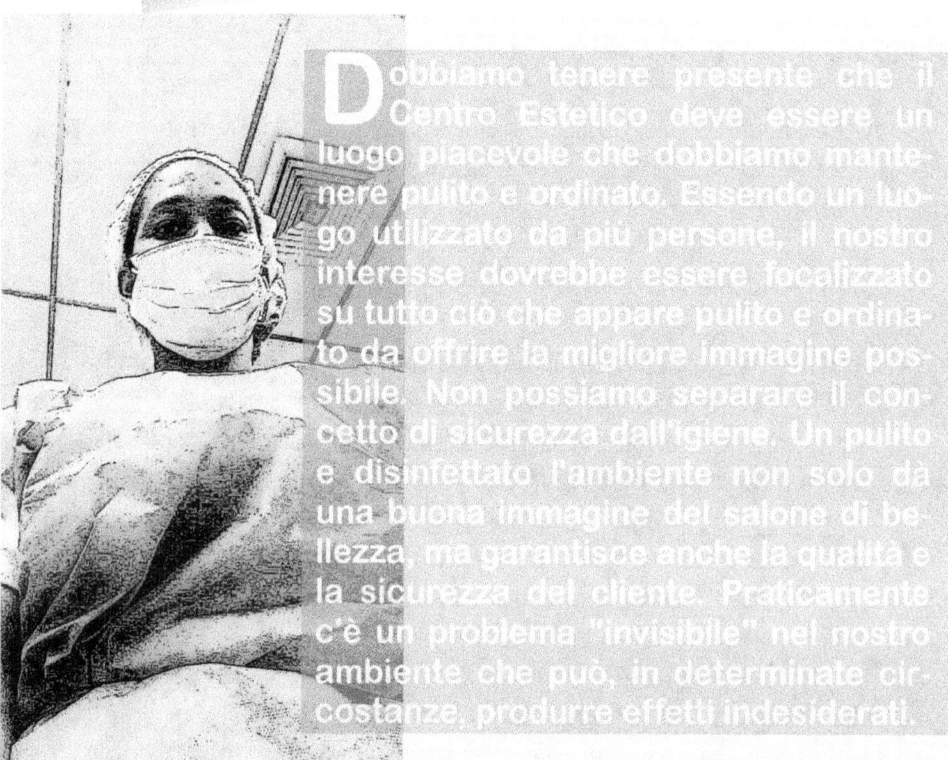

La biosicurezza è un insieme di norme, misure e protocolli applicati in più procedure svolte nell'ambito di ricerche scientifiche e attività didattiche allo scopo di contribuire alla prevenzione di rischi o infezioni derivanti dall'esposizione a agenti potenzialmente infettivi o con fattori di rischio significativi. biologico, fisico e chimico. In biosicurezza, vengono gestiti tre concetti principali:

• Inquinamento: è l'introduzione di qualche tipo di sostanze o energia che attacca gli esseri causando un danno quasi irreversibile. O nell'ambiente, nell'acqua o in qualche prodotto.

• Disinfezione: eliminazione dei germi che infettano o che possono causare un'infezione in un corpo o in un luogo. La disinfezione di una ferita, un'organizzazione ambientale nella pulizia o nella sterilizzazione.

• Pulito e sterile: Clean si riferisce alle condizioni di pulizia, cura e pulizia prive di macchie che possono mostrare una cosa, un luogo, un oggetto o una superficie, abitabile in poche parole.

Precauzioni universali di biosicurezza

Questa serie di precauzioni deve essere applicata a tutti i tipi di pazienti. Per effetto pratico, ogni persona dovrebbe essere considerata come portatrice di malattie trasmissibili.

- Lavaggio delle mani: usare sapone antisettico prima e dopo ogni contatto.
- Uso di elementi di protezione personale: come guanti, maschere per il viso, occhiali o protezioni per gli occhi, grembiuli impermeabili.
- Precauzioni estreme per evitare lesioni, devono essere prese tutte le precauzioni necessarie per minimizzare il rischio.
- Evitare il più possibile la pratica della respirazione bocca-a-bocca.
- Evitare di eseguire procedure per pazienti con ferite esposte.
- La gravidanza non aumenta il rischio ma devono essere prese precauzioni

I microrganismi e le infezioni sono esseri viventi con dimensioni inferiori a 1 mm, quindi sono visibili solo con l'aiuto di un microscopio.

Le condizioni per lo sviluppo di microrganismi consentono loro di proliferare in breve tempo, impedendo ad altri di crescere producendo anche la distruzione di dove sono ospitati. Queste condizioni sono dove trovano nutrienti come carbonio, azoto e sali minerali. L'acqua, se un ambiente manca di acqua è molto difficile da sviluppare per un microrganismo. Per quanto riguarda l'ossigeno, ci sono microrganismi che vivono sia in assenza di ossigeno che ventilati. Il ph. o la misura del livello di acidità nell'ambiente varia da livelli alcalini come gli acidi. Finalmente troviamo la temperatura dove ci sono tre tipi, quelli che crescono in climi freddi, medi e caldi.

Le infezioni sono l'effetto che si verifica dopo l'ingresso e la crescita di microbi in un altro organismo determinato, causando un danno che prima non esisteva. L'alterazione o il danno causato è chiamato malattia infettiva. Quando questa malattia infettiva può essere trasmessa ad altre persone è chiamata malattia contagiosa.

I microrganismi sono classificati in quattro gruppi: batteri, funghi, protozoi e virus. I batteri sono microrganismi unicellulari, formati da una singola cellula e possono formare spore, le infezioni più frequenti nella pelle sono prodotte dai batteri. Sono follicoliti, pustole, dermatiti e acne.

I funghi sono microrganismi che possono essere unicellulari come lieviti o formare filamenti dalle successive unioni di cellule. Tra le malattie causate dai funghi ci sono micosi, piedi e unghie. I virus sono un altro tipo di microrganismi che sono considerati particelle, non cellule, in grado di riprodursi e vivere come parassiti di altre cellule. Questi includono l'epatite e l'AIDS e sono trasmessi in molti modi all'essere umano come respiratori, sessuali o digestivi.

Basi scientifiche della biosicurezza

La parola igiene ha due significati molto correlati in estetica e cosmetologia, da un lato significa pulizia e dall'altro, è un metodo o un sistema dedicato alla prevenzione di malattie di qualsiasi tipo.

La decontaminazione microbica è l'eliminazione di microrganismi da un utensile, prodotto o ambiente in generale.

Nella bellezza e nell'estetica ci sono standard di pulizia e disinfezione che dovrebbero essere massimizzati nei casi di sospetto di infezioni cutanee in un cliente. Quindi sarà essenziale verificare se ci sono ferite o infezioni sulla pelle in tutte le operazioni professionali.

Ci sono diversi livelli all'interno di questo concetto. Sistemi o metodi di decontaminazione differiscono nel loro campo d'azione e nei loro effetti.

• Disinfezione: è il metodo applicato alle strutture oggetti e utensili per distruggere i microbi, eccetto spore e virus. Vengono utilizzati ammoniaca, cloro o candeggina e derivati di iodio.

• Disinfestazione: il sistema utilizzato per eliminare animali nocivi e insetti visibili come formiche, ratti, pidocchi, vermi e pulci scompaiono dall'ambiente. Insetticidi e rodenticidi sono usati per sterminare i parassiti.
• Antisepsi: viene utilizzato in caso di ferite di persone e animali per evitare l'effetto di batteri e funghi. Vengono utilizzati acqua ossigenata, tintura di iodio, sapone antisettico.
• Sterilizzazione: agisce su microrganismi e parassiti in vestiti, utensili, contenitori e prodotti deperibili. La temperatura è utilizzata in forni, caldaie, radiazioni.

In estetica i metodi di rimozione più utilizzati sono la disinfezione e la sterilizzazione e sono suddivisi come segue:
- Calore umido con sterilizzatori a vapore a 200 ° C. Esistono dispositivi speciali in cui viene introdotto il materiale da sterilizzare, è un metodo rapido e confortevole.
- Uso di glutaraldeide al 2%.

Per la disinfezione mediante glutaraldeide dobbiamo preparare la soluzione al 2% in acqua. Questo composto ha un grande potere antimicrobico e può essere sterilizzato. Se il materiale viene tenuto immerso per 10 minuti, agisce da disinfettante.

Principi di biosicurezza

Supponiamo che tutti i pazienti siano potenzialmente infetti così come i loro stessi fluidi e gli oggetti usati nelle loro cure.

a) Universalità: ogni persona deve prendere precauzioni per prevenire la pelle delle mucose che può provocare incidenti, indipendentemente dal fatto che sia previsto o meno il contatto con il sangue.

b) Uso di barriere: evitare l'esposizione diretta al sangue e altri fluidi organici.

c) mezzi di smaltimento di materiale o materiale contaminato senza rischi.

Condizioni per lavarsi le mani

Durante il lavoro di cura. Non usare anelli sulle dita, né braccialetti o orologi. Non usare lo smalto per unghie, tenerlo pulito e corto.

Tecniche di lavaggio a mano:

Il lavaggio delle mani è la procedura più semplice, economica ed importante per la prevenzione delle infezioni.

Lavarsi le mani

Il lavaggio delle mani è una procedura importante per prevenire e controllare l'infezione, minimizzare la trasmissione di microrganismi e la possibilità di contaminazione dei prodotti. Ed è come segue:

1. Bagnati le mani.

2. Applicare il sapone antimicrobico e distribuirlo su tutta la superficie delle mani.

3. Pulisci le unghie con il pennello

4. Frizionare ogni dito in modo circolare.

5. Strofina gli spazi tra le dita.

6. Attrite i polsi nel loro contorno circolare.

7. Risciacquare abbondantemente con acqua, asciugare con un asciugamano. Ripeti se necessario.

Il trattamento del lavaggio delle mani è anche noto come rimozione, ci sono due tipi di rimozione.

• Rimozione manuale o meccanizzata
Si riferisce al lavaggio delle mani con sapone liquido, lasciando i microrganismi in sospensione permettendo così di rimuoverli. È fatto prima di eseguire qualsiasi procedura estetica, facciale e ornamentale

come manicure, pedicure, acconciatura, ceretta o massaggio. Anche tra ogni cliente alla fine della sua attenzione.

• Rimozione chimica

Si riferisce al lavaggio profondo con soluzioni antisettiche, raggiungendo l'inibizione o la distruzione della crescita del microrganismo. È indicato nelle procedure di routine non invasive come massaggi, trattamenti viso e trucco.

Regole di sicurezza

Due aspetti fondamentali da considerare per quanto riguarda la sicurezza nel nostro lavoro professionale sono, da un lato, il relativo ai possibili incidenti che possono verificarsi, sia per il lavoratore che per il cliente, e l'altro relativo alle malattie professionali che derivano dallo sviluppo di il nostro lavoro.

Prima di tutto ciò possiamo applicare le più importanti misure terapeutiche come la prevenzione. Evitare incidenti e malattie professionali comporta lo sviluppo di misure preventive nell'area di lavoro, nonché nella loro organizzazione e pulizia, incluso il materiale di lavoro.

Se si verifica un incidente o si verifica una situazione che richieda un'attenzione rapida ed efficace da parte del professionista, è necessario che sappia come fornire il primo soccorso prima di trasferire l'interessato al centro medico.

Gli incidenti sono le lesioni subite da clienti e lavoratori per violazione degli standard di sicurezza di base. I fattori che li sollevano regolarmente sono le unghie lunghe e le mani scarsamente lavate nell'uso professionale e inappropriato di diversi prodotti chimici o carenze nelle strutture.

Tra le misure di sicurezza che devono essere prese in considerazione sono menzionate:

• Riduzione del rischio con formazione sanitaria, uso di guanti e occhiali, nonché protezione del cliente con una coperta. Inoltre, dovrebbe essere disponibile un kit con pomate ipoallergeniche, antinfiammatorie, antiscottature e analgesiche.

- Controllo di dosi cosmetiche e possibili agenti che causano lesioni, prodotti infiammabili, nonché la temperatura del luogo e l'uso di dispositivi.

- Mantenere l'ordine degli scaffali e l'ordine generale all'interno delle strutture, ad esempio la posizione dei cavi elettrici e dei pavimenti scivolosi.

Reazioni tossico-allergiche

Il 90% degli incidenti prodotti in estetica sono prodotti dai cosmetici usati. Evidenzia soprattutto le reazioni allergiche ai profumi e ai coloranti. Tuttavia, sono citate anche le reazioni alle creme per il trattamento del viso sul viso, l'eczema sul contorno delle unghie dovuto all'applicazione di acrilati e l'eczema da contatto al rossetto.

Le principali linee guida che devono essere seguite, per evitare eventuali problemi correlati sono:

- Seguire le istruzioni riportate sul foglio illustrativo del produttore cosmetico.

- Consultare se si soffre di processi allergici di qualsiasi tipo, in particolare prodotti cosmetici. Se è così, dovremmo vedere la praticità dell'applicazione del cosmetico.

- In caso di segni di irritazione o di ipersensibilità nel cliente dopo l'applicazione del prodotto, rimuovere con acqua e consultare un medico.

Etica professionale dell'esteticista

È l'insieme di principi, valori e norme di azione per ciò che il personale dell'estetica dovrebbe essere governato nello sviluppo delle loro funzioni, quindi con valori che mantengono un codice di eccellenza. È la condotta appropriata che il professionista dovrebbe avere con i pazienti, i professionisti collegati, la società in generale e l'ambiente.

Il Codice Etico risponde alla fiducia riposta dalla società nell'idoneità dei professionisti dell'estetica. L'obiettivo della medicina estetica è prevenire, migliorare e curare in tutto o in parte gli aspetti estetici del paziente a vantaggio della qualità della vita. L'estetista non discrimina i suoi pazienti per ragioni di religione, ideologia, razza, sesso, nazionalità o estrazione sociale.

Nel suo articolo 1 ci dice "L'estetista deve la lealtà del paziente in primo luogo e promuoverà la fiducia reciproca".

Sulla sua preparazione l'articolo ci dice "L'estetista deve avere il sostegno accademico e istituzionale, deve essere affidabile e prestigioso". Per quanto riguarda le strutture, l'articolo deve "offrire trattamenti di qualità, rendendo disponibili ai pazienti i prodotti, le attrezzature e le attrezzature più appropriate e nel rispetto delle linee guida sulla pratica clinica ".

Bibliografia

LIBRI:

* 12 diete piene, David Ruiz, Ebook 2016. Amazon
* Vita naturale e salute. Dr. Josep Lluis Berdonces e Pedro Ródenas. Edizioni popolari di Medicine Medicine.
* Aloe Vera. Neil Stevens. Sirius Publishing 2nd edition 1998. Barcellona, Spagna.
* American Inside Out. Sue Kay e Vaughan Jones. Scopri il vero te. Indicatore Myers-Briggs. Macmillan, 2007.
* Il piacere di mangiare bene: cibi da prevenire e curare. Leme de Vidal, Eunice. Casa Editora Sudamericana Association.
* Il miracolo del cibo. Jean Carper

ENCICLOPEDIE:
* Enciclopedia Encarta. Microsoft Corporation. 2006
* Wikipedia.com

DIZIONARI:
* Dizionario Oceano di sinonimi e contrari. Oceano editoriale. Barcellona, Spagna.
* Dizionario spagnolo. Accademia Reale Spagnola. Ventunesima edizione. Volume I e II. Madrid, Spagna. 1992

PAGINE INTERNET:
* http://amodelsdiary.blogspot.com Chiamate di casting
* www.backstage.com 10 consigli per vincere Audition.

MONOGRAFIE, RIVISTE E ALTRE FONTI:
* Monografia "Moduli estetici". Sig.ra Lauris Villegas. 2016
* Rivista di fitness. Nestle. 2007

* Psychology Globus Comunicación, S.A. 1997. Spagna.
* Volume della salute degli uomini settembre. Editoriale Televisa. 2008

Editoriale Promonet
Promuovere la conoscenza su Internet
© 2019

9 781795 362931